慢病康复

五轮一方

主　编：田雪飞　杨小舟

副主编：张　雪　卢林竹　谢明霞

中南大学出版社

www.csupress.com.cn

·长沙·

图书在版编目(CIP)数据

慢病康复：五轮一方／田雪飞，杨小舟主编.
长沙：中南大学出版社，2024.8.
ISBN 978-7-5487-5870-9

Ⅰ. R242

中国国家版本馆 CIP 数据核字第 2024NE1777 号

慢病康复：五轮一方
MANBING KANGFU：WULUN YIFANG

田雪飞　　杨小舟　主编

□出 版 人	林绵优
□策划编辑	陈海波　　王雁芳
□责任编辑	王雁芳
□责任印制	李月腾
□出版发行	中南大学出版社
	社址：长沙市麓山南路　　　　　邮编：410083
	发行科电话：0731-88876770　　传真：0731-88710482
□印　　装	长沙印通印刷有限公司

□开　　本	710 mm×1000 mm 1/16	□印张 6.75	□字数 81 千字
□版　　次	2024 年 8 月第 1 版	□印次 2024 年 8 月第 1 次印刷	
□书　　号	ISBN 978-7-5487-5870-9		
□定　　价	39.00 元		

编委会

◎ **总策划**

　杨小舟

◎ **主　编**

　田雪飞　杨小舟

◎ **副主编**

　张雪　卢林竹　谢明霞

◎ **编　委**（按姓氏笔画排序）

　毛渴欣　李　倩　张子淑　陈君仪

　欧龙云　胡玉星　夏　沛　郭倩倩

作　者　简　介

田雪飞，男，湖南桑植人，湖南中医药大学教授，主任医师，博士生导师，博士后。长期从事中医经典教学及临床工作，致力于中医经方研究和临床应用研究。擅长运用中医经方治疗肿瘤、放化疗减毒及肿瘤康复等慢性疾病。湖南省高层次卫生人才"225"工程学科带头人。先后担任中国中医药研究促进会疑难杂症分会副会长、中华中医药学会肿瘤分会委员、中华中医药学会心身医学会分会常务委员、中华中医药学会仲景学说分会常务委员、中国中西医结合学会虚证与老年病专业委员会委员等。国内外发表学术论文百余篇，编写教材、专著多部。多次荣获中华中医药科技进步奖、湖南省科技进步奖等奖项。

杨小舟，男，湖南湘潭人，湖南康尔佳药业集团集团董事长。长期深耕慢病康复领域，致力于为慢病患者提供康复服务。兼任湖南省医药行业协会副会长。曾担任湖南千金医药股份有限公司、湖南千金大药房零售连锁有限公司、湖南时代阳光医药集团总经理。荣获"湖南十大杰出青年创业奖""湖南省优秀青年企业家"称号，是湖南省第十三届人民代表大会代表。

前言

　　在漫长的医学历史长河中，人们不断探索着治愈疾病的奥秘，追求着身心健康的至高境界。而今，当我们面对日益增多的慢性疾病、亚健康状态时，一种全新的康复理念——"五轮"应运而生。它将《黄帝内经》的传统中医养生智慧与现代医学营养动力学的精准量概念相结合，将病因病机学说、阴阳五行学说等中医理论与当代社会背景、现代饮食生活习惯、健康治疗需求相结合，具有科学、实用、疗效确切等优点，还能较大程度地符合现代社会需求。希望它的出现能够为广大慢病患者、亚健康人群指引一条通往健康之路。

　　《慢病康复·五轮一方》不仅是一本医学图书，更是一部蕴含着深厚中华文化底蕴的健康指南。它基于《黄帝内经》的古老智慧，结合现代医学的实践经验，提出了"五轮"康复理念，即"通、排、调、补、养"，为慢病康复提供了一套系统而全面的方法。

　　在《慢病康复·五轮一方》中，读者可以深刻地感受到中医"整体观"的哲学思想。书中强调，人体内部的五脏六腑、经络气血、形神之间是相互联系、相互影响的，并且人与所处的自然环境、社会环境紧密相连，环境的不同造成了个人心理和身体功能上的差异。当身体出现慢性疾病时，往往是个人、自然、社会等多个层面出现了问题。因此，慢病康复不能仅仅局限于某个局部或某个症状，而应该从个人整体、自然规律、社会环境出发，综合考虑各种因素，进行全面调理。

"五轮"康复理念正是基于这样的整体观而提出的。它包括"通经络""排毒素""调体质""补营养"和"养脾胃"五个方面，旨在通过疏通全身气血、清理体内垃圾、平衡机体功能、实现气血充盈和调理消化系统等方式，达到恢复身体健康的目的。这种康复理念不仅注重治疗疾病本身，更强调预防疾病、提高身体免疫力、促进身心健康的全面发展。

在阅读《慢病康复·五轮一方》的过程中，读者不仅可以学到具体的康复方法和技术，而且还能领略到中医药文化的博大精深和独特魅力。这本书适合医学专业人士阅读学习，也适合广大普通读者了解健康知识、提高自我保健能力。

最后，我们要感谢所有为《慢病康复·五轮一方》付出辛勤努力的作者和编辑们。他们的智慧和汗水铸就了这本书，为我们带来了宝贵的健康财富。希望这本书能够成为广大读者追求健康、实现康复的良师益友。

主编

2024 年 6 月

目录

第一章

慢病康复与"五轮"

随着人口老龄化的加速，慢病的高发已经成为社会疾病谱中的核心问题。传统的治疗方法，如手术和药物治疗，虽然效果显著，但给社会和个人带来了沉重的医疗和经济负担。在这样的大背景下，特别是在漫长的慢病治疗周期中，非药物治疗展现出了巨大的健康潜力和社会价值。我们结合《黄帝内经》（简称《内经》）的经络学说、病因病机学说、阴阳五行学说、藏象学说、养生学说等中医理论，以及当代社会背景、现代饮食生活习惯和健康治疗需求，提出了一套既科学实用又符合现代社会需求的慢病康复治疗理念和模式。我们将这套方法在本书《慢病康复：五轮一方》中详尽阐述，旨在为广大慢病患者提供一种理论完善、疗效确切、易于实施的康复方案。

第一节　《黄帝内经》与慢病康复

一、慢病康复的定义

慢病，即慢性病，是指发病超过 3 个月的非传染性疾病，是与吸烟、酗酒、不合理膳食、缺乏体力活动、精神紧张等不良行为和生活方式密切相关的一类疾病，如冠心病、高血压等心血管疾病、肿瘤、糖尿病、慢性阻塞性肺疾病等。慢病因其具有病程长、病因复杂、无法自愈和极少治愈、对个体健康和社会危害严重等特点，已成为全球关注的重要健康问题。据世界卫生组织报道，慢病是全球致死和致残的首位原因。随着我国社会经济发展和急性传染病的有效控制，人民生活水平的不断提高，烟酒消费增加、饮食结构不合理、超重和肥胖人数增多等不利健康的因素普遍存在，工作节奏加快、精神压力大、老龄化进程加速等，慢性病人数量显著增加，由慢病引起的死亡已占我国居民总死亡数的 80% 以上。

慢病康复，这一治疗理念的核心在于疏通身体的"三道"——谷道、水道和气道。它不仅注重损伤的修复和恢复，还致力于快速缓解患者的症状，从而促进慢性疾病的康复。这一理念融合了传统中医的整体观和现代医学中营养动力学的精准量概念，形成了一种独特而高效的治疗模式。近年来，随着人们对健康的日益关注，慢病康复理念逐渐受到广泛重视，被认为是慢性疾病治疗和康复的重要组成部分。

二、慢病康复与《黄帝内经》的关系

《黄帝内经》是中国最早的医学典籍，作为中医学四大经典之首，被誉为中医养生学的源头。它不仅奠定了中医学的理论基础，而且在《内经·上古天真论》中揭示了养生长寿的宝贵智慧，其核心思想可以概括为：饮食有节制，生活作息规律，避免过度劳累，就能够享受健康长寿的生活。即使在几千年后的今天，当慢病频发、亚健康状态普遍时，《内经》中的养生调摄方法仍然具有非凡的健康指导意义。

慢病康复的治疗理念和方法，源于《内经》的整体观。这一理念主要包括以下三个方面。

(一) 人是一个有机整体（五脏一体观、形神一体观）

在中医的整体观中，五脏被视为相互联系的一个整体，而人的身体与精神也是不可分割的一体。当其中一个脏腑出现问题时，其影响会波及其他脏腑。类似地，情绪的波动，如焦虑、抑郁或易怒等，不仅会影响人的"神"（即精神状态），也可能导致身体上的症状或疾病。以肝脏为例，长期的负面情绪会影响其疏泄功能，从而导致肝脏出现问题。肝属木，按照五行学说理论，木能克土，从而影响脾胃（属土）

的消化功能,导致腹胀、嗳气、胃痛、反酸、便秘等消化系统症状。因此,在治疗消化系统疾病时,不仅要关注脾胃,还需处理肝的问题,从根本上减少不良情绪的产生,实现身心的和谐。

(二)"天人一体"整体观

在中医理论中,自然界被比喻为"大宇宙",而人体则是一个"小宇宙"。这两者之间存在着深刻的相互融合和影响。为了维护健康,人体需要顺应自然的节律,比如昼夜更替、季节变换、地理环境等,以便与自然界的节律保持和谐一致。逆天行事,往往容易导致疾病的发生。古人所倡导的"日出而作,日入而息"的规律,正是遵循自然昼夜规律的典型例证。这种生活方式与现代生命科学中的"生物钟"理论相呼应。夜晚的睡眠不仅是休息的时期,也是人体自我修复和治愈疾病的关键时段。

《黄帝内经》中提到:春三月……夜卧早起,广步于庭,被发缓形,以使志生……逆之则伤肝,夏为寒变,奉长者少。这意味着在春季,我们应该早起,到户外散步,保持心情愉悦,促进阳气的升发。忽视这些自然规律,可能会导致夏季疾病的发生。

(三)人与社会环境的统一性

在中医的视角下,人与其所处的社会环境紧密相连,环境的不同导致了个人心理和身体功能上的差异。例如,长期生活在压抑的环境中的孩子,往往性格内向抑郁,多数属于阳虚痰湿的体质类型。此外,当人的社会地位或经济条件发生剧烈变化,如地位的降低或财富的丧失,超出了人体的自我调控能力时,可能导致健康问题的产生。《黄帝内经·疏五过论》中指出,从显赫转为平凡可能导致"脱营"病变，而从富裕变为贫困可能引发"失精"病变。面对职位的调整、权力的丧失，或是创业失败、破产等情况，有些人可能会出现剧烈的身体和心理反应，如迅速白发、体重急剧下降、月经停止、性功能障碍，甚至出现精神异常，这些都是中医所说的"脱营"和"失精"的表现。

第二节　身体调养的重要性

在当今社会，亚健康状态和慢性疾病的发生率逐渐上升。《黄帝内经·上古天真论》早已指出，生活不节制、放纵欲望等是人们疾病发生和寿命缩短的重要原因："以酒为浆，以妄为常，醉以入房，以欲竭其精，以耗散其真，不知持满，不时御神，务快其心，逆于生乐，起居无节，故半百而衰也。"《内经》还认为，外感六淫、饮食不节或偏嗜、生活起居不定、情志过极、劳逸过度等是疾病发生的重要原因。

这些致病因素与现代人们的生活方式密切相关。例如，不顾寒暑的夜跑可能会感受外界风寒湿邪，导致急慢性感染、肾精损伤等；不规律的饮食、过度饮酒、暴饮暴食都会伤害脾胃，引发消化系统疾病；长期食用冷饮和非季节性水果会导致脾胃受寒，引起痛经、肠易激综合征、腹泻、咳嗽等；不节制的性生活和熬夜晚起会损伤肝肾，导致脱发、生殖系统早衰等问题；社会压力大、情绪紧张会导致五脏受损、气血不畅，出现失眠、结节、肌瘤等症状，甚至引起旧病复发，阻碍慢病的康复；久坐、久卧、缺乏运动或过度劳心会伤害脾胃，导致各种身体问题；而长期劳累过度或不当的健身运动则可能损伤筋骨、影响生育，如腰椎间盘突出、腰肌劳损、骨盆变形等。这些不良生活方式若不及时改正，不仅会导致新疾病的发生，也会妨碍已病之人的康复过程，甚至加重病情，无形中增加了医疗资源的浪费。

因此，在慢性疾病的治疗中，除了传统的手术、药物等方法，更重要的是从中医所强调的病因源头入手，比如合理饮食、疏通经络、调整生活起居、适当运动、调节情绪等，这些都是身体调养的重要内容，在当代社会对身体的全面调养显得尤为重要。

第三节　"五轮"之通、排、调、补、养

一、"五轮"的定义

"五轮"是基于中医阴阳五行、藏象气血等理论，运用"通、排、调、补、养"五种方法来实现慢性疾病的康复（图1-1）。这五种方法如同五行"木、火、土、金、水"一样，既各自独立又相互关联，如同阴阳互根互用，不断相互转化。"通、排"属于阳性方法，"补、养"属于

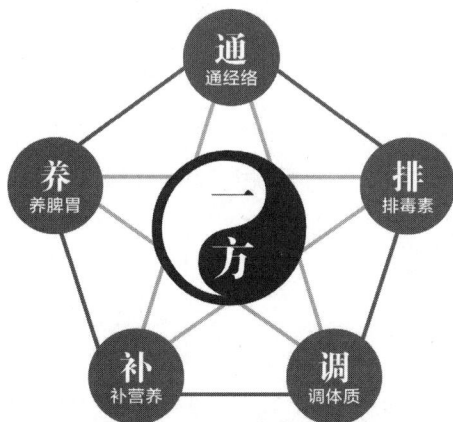

图1-1　"五轮"结构图

阴性方法，而"调"则像土属脾胃一样，居于中间位置，平衡阴阳五行。在"调"的过程中需要根据病人的体质来选择适当的方法。对"纯实者(阳)"，以"通、排"为主；对"纯虚者(阴)"，以"补、养"为主；对"实大于虚者"，先"通、排"再"补、养"；对"虚大于实者"，则先"补、养"再"通、排"，以实现平衡。

二、"五轮"的内涵

(一) 通经络

通经络即疏通全身气血。这一理念源自《内经》的经络学说。经络是人体内贯穿全身、连接脏腑的重要通路。《内经·灵枢》中指出"经脉者，所以能决死生，处百病，调虚实，不可不通"，强调了经络在调节身体健康中的重要作用。

(二) 排毒素

排毒素即清理体内的"垃圾"。这一概念源自《内经》中的病因病机学说。现代人的许多不良生活习惯，如情绪过激、饮食不当、缺乏运动等，会产生寒湿、痰热、瘀血、食积等有害物质。这些"垃圾"如果不能及时排出，会导致各种疾病，甚至形成癌症。因此，及时进行排毒是预防和治疗疾病的关键。

(三) 调体质

调体质即平衡机体功能。这一理念是基于《内经》的阴阳学说。在慢病康复中，"调"是指先识别患者的体质，再以此指导其他四轮的运用，达到阴阳平衡的目的。

(四) 补营养

补营养即实现气血充盈。这一概念源自《内经》中的五味理论。气血的充沛来自饮食摄入的营养。《内经》提倡五味均衡，并根据患者的体质提供适当的营养，以实现真正的气血充盈。

(五) 养脾胃

养脾胃即调理消化系统。这一概念来自《内经》中的藏象学说。脾胃在营养吸收和气血产生方面起着至关重要的作用。除了提供适当的饮食，还需养脾胃以确保营养物质的充分吸收。

第二章

慢病康复之"五轮"诠释

第一节　通经络：疏通全身气血

　　"经络"为中医术语，指经脉与络脉，是人体结构的重要组成部分，如江海河流一般遍布全身。经络内属脏腑组织，外络四肢躯干，将人体联结成一个有机整体，运行气血阴阳，温养濡润人体各处，并将人体产生的垃圾带走，保持身体健康。

　　生命的维持，疾病的形成与治疗都依赖于经络。如人体遭受外邪侵袭，或自身饮食不节、劳逸失度等，都会使经络不通，气血阴阳不能正常运行，引起脏腑组织器官功能紊乱而发病。"通经络"是指运用中医理论，找出病变脏腑及相关经络，使用推拿、针灸等中医疗法作用于体表穴位、疏通全身气血阴阳、调节脏腑功能，以改善血液循环、促进新陈代谢、调节免疫力，达到治疗疾病的目的。

　　通经络有助于慢病的康养。《内经》提到"病久入深，荣卫之行涩，经络时疏，故不通"，慢病的发生发展与经络不通有关，可具体表现为各种疼痛、肢体麻木僵硬、疲劳等症状，通经络不仅可以去除病邪、减轻慢病的各种症状以治标，还可以扶助正气、缓解疾病进展甚至逆转疾病以治本。

　　那么，慢病如何通经络呢？接下来，我们将以中医经络学说为基础，结合中医传统疗法及现代理疗方法，介绍慢病经络康复调养方法，为慢病患者及其家属介绍如何通过经络调养来缓解症状，促进康复。

一、常用的通经络方法

1. 针刺

针刺是一种常见的中医治疗方法，通过刺激特定穴位来调节经络中的气血流动。主要包括：

（1）毫针针刺：指利用毫针针具，通过一定的手法刺激机体的穴位，以疏通经络、调节脏腑，从而达到扶正祛邪、治疗疾病的目的。

（2）温针：是针刺与艾灸的结合，针刺后在针尾加置艾炷，点燃后使其热力通过针身传至体内，尤其适用于寒湿瘀较重的患者。

（3）电针：将毫针刺入腧穴得气后，接入电针仪，通过将微电流引入特定穴位，持续地对穴位进行刺激，促进气血流通，从而加强舒缓痛症的效果。

（4）激光针灸：利用激光的微细光束照射穴位及患处，将光能、热能、机械能、生化能等送入腧穴，再经经络传送到人体脏腑，起到疏通经络、增强机体代谢等作用，具有无疼痛、无滞针、无断针，无晕针，无交叉感染等特点。

（5）小针刀：利用一种既像针又像刀的金属工具，作用于腧穴或痛点，主要用于治疗压痛点和局部肌肉紧张，解除筋膜粘连，改善局部微循环，促进炎症吸收，有效减轻疼痛。

（6）穴位注射：通过注射的方式，将药物注射到穴位、经络或疼痛点的位置，使药物循经传导、直达病灶，只需要小剂量的药物即可提高药物效应和作用时间，还可以减轻毒副作用。

(7)刺络放血：在特定的穴位或浅表血络上施以针刺，放出适量血液，具有祛瘀止痛、平衡阴阳、清热解毒、活血通络的作用。

(8)穴位埋线：用特制的针将医用羊肠线埋入穴位，对穴位产生持久而柔和的长效刺激，从而防治疾病的一种现代针灸替代疗法。

2. 艾灸

借艾火的纯阳热力和药力给人体经络腧穴以温热性刺激，通过经络腧穴的传导，调节脏腑的阴阳平衡，从而达到治疗疾病的目的。此外，还可以使用生姜、大蒜、附子、食盐等药物将艾炷与施灸腧穴部位隔开，以发挥不同的作用。

3. 磁疗法

使磁场作用于人体一定部位或穴位，使磁力线透入人体组织深处，改善微循环，促进代谢，具有镇痛、消炎、消肿、镇静的作用。包括磁片法和动磁场疗法。

4. 穴位贴敷

穴位贴敷是指将药物制成一定剂型，敷贴在患处或穴位上，通过刺激穴位，使药力作用于肌表，传至经络、脏腑，以达到治疗目的。

5. 中药离子导入

中药离子导入是一种综合疗法，集中药、电疗、磁疗、远红外线于一体。利用直流电将药物离子经穴位、皮肤直达病灶，具有强力渗透、作用时间长、药物和电刺激双重治疗疾病的特点。

6. 推拿

通过特殊手法刺激身体的某些特定部位，激发经络之气，加速气血运行，促进经络通畅，从而达到防病、治病的目的。

7. 拔火罐

使用特制的罐子，通过排除罐内空气造成的负压，吸附在特定部位，产生温热和机械刺激，促进局部血液循环和新陈代谢，从而达到排毒和止痛的效果。拔火罐可以采用闪罐、走罐、留罐及刺络拔罐等手法。

8. 刮痧

利用特制的刮痧器具，蘸取一定的介质后，在体表进行反复刮动、摩擦，使皮肤局部"出痧"，从而达到活血舒筋、行气止痛等功效。

9. 中药熏蒸治疗

集中了中医药疗、热疗、汽疗、中药离子渗透治疗方法，融热度、湿度、药物浓度于一体，通过数字智能化控制恒温，将中药药液加温为中药蒸汽，既可全身熏蒸，也可局部熏蒸，从而疏通经络、调和气血。

10. 电脉冲治疗

电脉冲治疗是一种电刺激疗法，其频率高，渗透能力强，可刺激人体更深层次的经络和穴位，直达病灶，达到疏通经络、温经活络的目的，从而起到保健治疗的作用。

11. 远红外热疗

远红外波是一种具有强热作用的放射线，当它照射人体时，可以深入肌肉，促进血液循环，放松肌肉，从而起到治疗疾病的作用。

12. 超声疗法

将超声波作用于人体穴位处，借助超声波的超强穿透能力，利用其温热效应和机械效应，模拟中医针灸和按摩的治疗效果，运用于慢性软组织损伤类疾病的镇痛及组织修复治疗。

二、通经络与心脑血管疾病

(一) 心脑血管病与经络不通相关

1. 经络不通如何导致心脑血管病

在中医理论中，心脑血管病与经络不通紧密相关。经络，尤其是心包经和心经，被视为人体重要的血液运输通道。血液不仅携带营养物质和氧分，还负责排出体内的废物。当经络发生阻塞、血液流动受阻时，就会在血管壁上形成瘀血和痰浊，这些沉积物一方面可能导致血管堵塞，引起局部缺血缺氧，从而诱发冠心病、缺血性脑卒中等疾病；另一方面，瘀血痰浊还可能导致血管弹性下降、脆性增加，极端情况下甚至可能导致血管破裂，引发主动脉夹层、出血性脑卒中等严重疾病。

2. 心脑血管病的症状

心脑血管病的症状通常与血管堵塞和供血不足有关。血管堵塞通常会引起疼痛，而供血不足则可能导致麻木、乏力、皮温下降和功能异常。

(1) 心脏及其冠脉：可能会出现突然胸痛、背痛、心绞痛伴出汗、乏力；心慌、心悸；胸闷、呼吸困难；昏厥。

(2) 脑血管：突然出现面部、手臂或腿部一侧无力或麻木，言语困难，视物模糊；突然感到剧烈头痛，意识障碍，呕吐。

（3）下肢血管：活动后可能会出现下肢局部疼痛、麻木或肌肉无力感，休息后可能会缓解或不缓解；肿胀。

（4）四肢血管：手脚可能出现发凉、发麻、疼痛；失去知觉；抽筋；感到四肢无力、疲劳乏力。

（5）全身性血管：高血压可能导致头痛、站立或改变体位时眩晕、视力下降或模糊。

（二）通经络可促进心脑血管病康复

心脑血管病患者通常需要终身服药来控制疾病进展。然而，中医理论中的"通经络"方法对于心脑血管病的治疗和康复具有重要作用。疏通经络可以带来以下几方面的积极效果。

1. 改善血液循环

通经络能够增加血液供应到心脑血管系统，减少缺血和缺氧的发生，从而对抗心脑血管病。

2. 缓解疼痛和不适

通过调节经络，可以有效减轻心脑血管病引起的胸痛、头痛、头晕、乏力和麻木等症状，提高患者的生活质量。

3. 调节血压

疏通经络有助于平衡体内的阴阳气血，从而有助于调节血压。

4. 改善心脏功能

通经络可以促进心脏功能的恢复，增强心脏的收缩力和泵血能力。

5. 软化血管

活血化瘀的方法可以改善血管的张力，缓解动脉硬化。

总之，对于心脑血管疾病，疏通经络对缓解症状、延缓疾病进展、促进疾病临床治愈等具有良好效果，对心脑血管病患者的日常保养及康复具有重要作用。

(三) 心脑血管病如何疏通经络

对心脑血管病，疏通经络应以活血化瘀、行气通络、化痰降浊为基本治疗原则。以疏通心包经、心经以及阿是穴为主，配合活血化瘀、化痰降浊以及扶助正气的穴位，对心脑血管病要注重疏通脾经和胃经。此外，还应该进行饮食、运动和情绪管理，以实现全面的康复效果。

1.针刺

常用毫针、电针、温针和激光针灸。例如，针刺膈俞、太渊、太冲等穴位可以降低血压；针刺极泉、合谷、外关、委中、阴陵泉、三阴交等穴位可以有效缓解脑卒中患者麻木、肢体痿软等症状；针刺金津、玉液、廉泉穴位可以改善脑卒中失语。

2.艾灸

经常艾灸膻中、膈俞、心俞、内关等穴位可以强心，缓解心绞痛发作，降低心肌梗死发生概率；艾灸百会、风池、大椎、血海等穴可以促进脑部血液循环，有助于脑卒中的恢复。

3.磁疗

重复经颅磁刺激可以增加脑血管弹性，改善脑组织代谢，保护脑细胞，从而促进中风等脑血管疾病的康复。

4.穴位贴敷和中药离子导入

应以活血化瘀、芳香走窜的中药为主，如冰片、麝香、川芎等。

此外，外贴心俞、膻中、虚里等穴位，可有效缓解心绞痛、胸闷心慌等症状。

5. 推拿

循胃经、脾经、大肠经推拿，点穴足三里、三阴交、合谷、血海等重要穴位，可以改善中风后肢体肌肉萎缩无力的情况。推拿翳风、缺盆等穴位可以舒张血管，快速降血压。

三、通经络与免疫性疾病

（一）免疫性疾病与经络不通相关

1. 经络不通如何导致免疫性疾病

经络在中医学中被视为维系身体健康和疾病防治的重要通道。如果经络不畅，正气就不能有效地分布于全身，身体易受到风邪、湿邪、热邪、寒邪、毒邪等外邪的侵袭。这种外邪的侵袭会进一步加重经络阻塞，形成恶性循环，导致人体阴阳失衡和气机逆乱。最终，免疫系统失调，免疫系统错误攻击自身组织和细胞，导致诸如类风湿关节炎、强直性脊柱炎、系统性红斑狼疮、硬皮病等免疫性疾病的发生。

2. 免疫性疾病的症状

免疫性疾病的症状与其所受邪气性质、邪气侵袭部位密切相关。由于病邪可以循经深入机体，可能影响身体的任何部位，因此其症状可以非常广泛。以下是一些常见的免疫性疾病症状。

（1）疲劳：持续不断，且休息后不能完全缓解。

（2）皮肤问题：当风、湿、痰、瘀等病邪交织停留肌表时，可导致皮肤硬如皮革,皮肤及黏膜出现红斑、水肿、溃烂或其他皮肤问题。

（3）肌肉疼痛:邪气深入肌肉可能会导致肌肉疼痛或肌无力。

（4）关节疼痛和肿胀:邪气留滞脊柱和四肢关节可导致关节疼痛、红肿、畸形和僵硬。

（5）脏腑症状:如果邪气不能及时祛除,正气继续耗损,人体免疫力持续下降,病邪就会循经内侵,累及脏腑,出现蛋白尿、胸膜炎、心包炎、结肠炎、肺纤维化、肝炎等症状。

（二）通经络可促进免疫性疾病的康复

免疫性疾病通常起病隐匿,涉及全身,病程长,且容易反复发作。西医常用激素进行治疗,但不良反应较大。中医的疏通经络方法具有以下作用。

1.调节免疫功能

通过平衡免疫调节,可以防止免疫系统过度活跃或功能不足,增强身体免疫力,助力抵抗疾病。

2.减轻炎症反应

许多症状源于免疫系统的过度反应。通经络有助于调节免疫细胞活动,缓解炎症,减轻疾病症状。

3.缓解疼痛

可以有效改善肌肉、关节和皮肤黏膜的疼痛。

综上所述,疏通全身经络对免疫性疾病的治疗意义重大,能够调节气血阴阳,恢复免疫系统的正常秩序。这不仅可以从根本上治疗疾病,还可以有效缓解临床症状,降低发作频率,并尽可能减少对西药的依赖,长期稳定控制病情,提高患者的生活质量。

(三) 免疫性疾病如何疏通经络

对免疫性疾病患者，疏通经络应在缓解期进行，并着重于增强正气，同时解毒祛邪。对以骨关节病变为主的患者，应特别注意疏通肝肾二经。选择穴位时，以肝、脾、肾三经及阿是穴为主，结合邪气特点，选用具有活血、祛寒、除湿、泻热等作用的腧穴，如肝俞、肾俞、膈俞、风池、血海、足三里、阴陵泉、曲池、关元等穴位。在日常生活中，患者应避免接触可能的诱因。

1. 针刺

常用的有电针、温针、小针刀、激光针灸和穴位注射。穴位注射的药物可以选择玻璃酸钠、类固醇、蛇毒注射液等，此外，自体血穴位注射可以诱发免疫反应，产生类似于疫苗的效应，从而改善免疫系统。急性发作期选穴以阿是穴为主，如指关节疼痛可选取八邪，缓解期宜选用足三里、膈俞、血海、肾俞、关元等扶助正气的穴位。

2. 艾灸

通常使用隔姜灸、隔附子灸和隔盐灸。除了阿是穴，还可以选择神阙、关元、阳陵泉、阴陵泉等穴位来强筋壮骨，提高免疫力。

3. 磁疗

作用于肿胀疼痛的患处，可以消炎镇痛；日常作用于内关、合谷、足三里、曲池等穴位还可减少发作次数。

4. 穴位敷贴、中药离子导入及中药熏蒸

通常使用祛风通络类中药，如威灵仙、伸筋草、草乌、川乌、白芷、细辛等，作用于阿是穴。此外，中药熏蒸还具有温通作用，可以改善关节疼痛和活动不便，同时还具有调节免疫功能、改善内分泌等全面的治疗作用。

5. 拔火罐

选择肿胀严重的部位刺络拔罐，可以快速祛除瘀血，具有很好的消肿止痛效果。

6. 推拿

推拿是一种轻柔的手法，通过推按疼痛的关节筋骨，可以扩大关节活动范围，预防关节畸形。

7. 电脉冲治疗

通常选用阿是穴，或手腕、膝盖、脚踝等部位的穴位；作用于华佗夹脊穴可以缓解强直性脊柱炎。

8. 远红外热疗

照射痛处可以促进微循环，消炎止痛；还可以促进溃烂皮肤和红斑的愈合。

9. 超声疗法

通常选用阿是穴，可以增强局部血液循环和营养代谢，降低肌张力和感觉神经兴奋性，从而缓解疼痛。

四、通经络与代谢性疾病

(一)代谢性疾病与经络不通相关

1. 经络不通如何导致代谢性疾病

在中医理论中，经络是维系人体生理活动的重要系统，它负责调节和控制体内的气血循环和器官功能。经络的通畅与否直接影响到身体的代谢功能，其中脾胃二经的作用最为重要。脾胃二经失调，营养物质代谢障碍，水谷精微等营养物质无法布散到全身，停滞于脾胃二经，郁而生热，影响身体健康；经络不通，体内水湿等代谢废物不能及时排出，可能瘀堵在身体各个部位；其余脏腑及四肢也得不到营养，导致人体阴阳失调，最终可能发生糖尿病、痛风、肥胖等代谢性疾病。

2.代谢疾病的症状

代谢性疾病的症状与代谢失常所致的阴阳偏颇、内生病邪相关。以下是一些常见的代谢疾病症状。

（1）体重改变：痰湿堆积可能导致体重增加（如肥胖），阴虚可能导致体重减少（如糖尿病）。

（2）食欲异常：食欲可能会增加或减少。

（3）口渴和尿频：是糖尿病的典型症状，多由水液代谢失常导致。

（4）疲劳：气血不足，即能量代谢失常，可能导致持续的疲劳感。

（5）关节疼痛和肿胀：是由寒湿、痰热等瘀堵在关节导致的。

（二）通经络可促进代谢性疾病的康复

代谢性疾病，如糖尿病、高血脂和痛风，通常没有完全治愈的方法，患者需要长期依赖药物控制。然而，这种方法并不能完全阻止疾病的进展和并发症的出现。中医的通经络方法为这些慢性疾病的管理提供了另一种可能性。

1. 调节代谢功能

通经络可以调节身体对葡萄糖、脂肪和尿酸等物质的代谢，比如加快糖分的利用，帮助维持血糖、血脂和尿酸水平的正常和稳定。

2. 调节内分泌

通经络可以影响胰岛素、胰高血糖素、瘦素和甲状腺素等激素的分泌，同时还可以改善身体对胰岛素的敏感性。

3. 改善症状

通经络可以缓解代谢性疾病常见的关节疼痛和肿胀、疲劳、口渴及尿频等症状，同时还可以改善食欲，有助于保持体重正常。

4. 预防或缓解并发症

代谢性疾病可能导致心血管疾病、肾病、视网膜病变等一系列并发症。通经络可以改善微循环，减缓病情的进展，从而预防这些并发症的发生。

总之，对于代谢性疾病，中医的通经络方法不仅有助于维持生理代谢的平衡，还能有效地缓解症状，减少并发症的发生，对患者的日常健康保养和康复具有重要意义。

(三)代谢性疾病如何疏通经络

代谢性疾病，如糖尿病和肥胖，中医治疗方法之一是疏通经络。这种治疗以清热利湿、健脾化饮、益胃通络为主要原则，旨在调和体内的气血阴阳，恢复代谢的平衡。治疗时，应选择脾、胃、三焦、肾经及阿是穴等穴位。对糖尿病患者来说，在使用针刺、艾灸、穴位埋线等方法时需要特别谨慎，以避免感染。此外，饮食调节也是治疗的关键部分，建议增加蔬菜、水果、全谷物和蛋白质的摄入，同时减少高脂肪、高糖、高嘌呤和高盐食品。

常用的方法如下：

1. 针刺

常用的有毫针针刺、温针、电针和穴位埋线。例如，针刺然谷、鱼际和内庭，可以缓解口渴症状；穴位埋线胰俞穴可以降血糖；穴位埋线丰隆、足三里、天枢、中脘等穴位，可以加速新陈代谢，达到减肥的目的。

2. 艾灸

艾灸脾、胃、三焦和膀胱经，可以加速水液代谢，改善消化吸收，从而治疗代谢性疾病。

3. 磁疗

磁疗贴片或旋磁法作用于胰俞、肾俞、中脘等穴位上，可以缓解口干、多饮、多尿等症状，并具有降血糖的功效。

4. 推拿

推荐捏脊，捏脊可以疏通全身气血，改善全身代谢，提高各脏腑的功能，对肥胖、糖尿病患者，宜使用泻法。

5. 拔火罐

在带脉和肥胖部位拔火罐，可以加速局部血液循环和淋巴液循环，增加产热和脂肪消耗，从而达到减肥的目的。

6. 超声疗法

超声波可作用于肥胖部位，通过能量深层渗透作用于顽固脂肪，可以加速脂肪代谢消耗，从而达到瘦身紧致的效果。

五、通经络与老年病

(一)老年病与经络不畅相关

1.经络不畅如何导致老年病

老年人多气血亏虚,阴阳失调,生理功能衰退。老年病以多虚、多瘀为病理特点,主要与心、脾、肾三经不通有关。气血不足,推动无力,经络运行缓慢,容易产生痰、瘀阻滞经络,可导致如腰椎间盘突出症、肩周炎、退行性骨关节病等疾病。此外,经络脏腑无以充养,运行不畅,功能衰退,也可能导致如阿尔茨海默病、骨质疏松、慢性阻塞性肺疾病等疾病。

2.老年病常见的症状

老年病的症状主要包括气血不足、经络不通导致的各系统机能下降、疼痛。

(1)体能下降:表现为疲倦、乏力,肌肉力量下降,动作缓慢。

(2)认知功能下降:表现为记忆力减退,理解和思考能力下降。

(3)骨骼和关节问题:表现为关节疼痛、关节肿胀、关节僵硬、活动受限等。

(4)消化系统问题:表现为消化不良、便秘等。

(5)五官科问题:表现为视力下降、听力下降等。

(6)尿路系统问题:表现为尿频、尿急、尿痛等。

(7)精神健康问题:表现为情绪低落或易怒、失去兴趣、失眠等。

（二）通经络可促进老年病康复

老年病病因复杂，病证多变，迁延难愈。通经络的作用如下。

1.缓解肌肉关节症状

放松肌肉筋骨，缓解肌肉关节的疼痛和僵硬症状。

2.调节神经系统

可以改善记忆力，缓解精神障碍，改善睡眠，减轻焦虑和抑郁。

3.促进器官组织功能调节

恢复各脏腑的生理功能，如视力、听力等。

4.抗衰老，提高身体机能

缓解疲劳，改善肌肉力量，提高身体灵活性和平衡性，有助于预防跌倒和提高日常生活能力。

5.提高免疫力

可以预防感染和免疫性疾病。

总之，从通畅经络的角度入手调摄康复老年病，可以缓解症状，控制病情，缓解衰老，提高患者生活质量。

（三）老年病如何疏通经络

老年病患者应根据实际病情采取攻补兼施的方法，以通补阳气为主，同时疏通调节心经、脾经、肾经、督脉等经络，需要注意的是，还应疏通头部和背部的经络。推拿的动作要轻柔，以免骨折。此外，居住环境应该适宜，避免剧烈刺激，并保持情绪稳定。

1.针刺

宜使用温针、激光针灸。选取足三里、悬钟、大杼、太溪等穴位，可以提高骨密度，改善骨质疏松。对于阿尔茨海默病患者，可以使用激光针灸，针刺百会、四神聪、神庭等穴位还可有效改善记忆力及认知能力。

2. 艾灸

宜隔姜灸、隔附子灸。灸督脉、脾经、肾经，着重灸大椎、命门、中脘、关元、足三里、八髎等穴位，可以通补阳气，缓解疲乏、失眠、畏寒怕冷、情志抑郁焦虑等不适。

3. 磁疗

经颅磁刺激和静态磁场治疗可以激活大脑神经细胞，有助于改善阿尔茨海默病；对于有骨质疏松的老年人，应主要作用于脊椎、髋部、腕部等老年人易发生骨折的部位，可以缓解疼痛、提高骨密度，降低发生骨折的风险。

4. 穴位贴敷、中药离子导入和中药熏蒸

宜选用肉桂、附子、黄芪、吴茱萸、何首乌、续断、牛膝等温补脾肾、强筋壮骨的药物，可以缓解骨质疏松及肩腿骨关节疼痛。

5. 刮痧

头为诸阳之会，老年病患者应特别注重头部刮痧，以增强人体阳气。不仅可以缓解头晕头痛，还可以安神益智，延缓衰老。

6. 电脉冲治疗

将电极片贴于足三里、肾俞、太溪、悬钟等穴位，可以有效地抑制钙磷的流失，促进骨骼对钙的吸收；作用于肌力下降的部位，可以调节神经肌肉，增强肌动力。

第二节 排毒素：清理体内垃圾

人体的健康与气血平衡和经络通畅紧密相关。现代社会，由于环境污染、不健康的生活习惯、食品添加剂和药物残留等因素，人们体内毒素积累日益严重，使得人体健康受到了严重的影响，越来越多的人出现了慢病。因此，排出体内毒素，保持经络通畅和气血顺畅运行，对维持身体平衡和恢复健康机能至关重要。

"毒邪"思想源于《黄帝内经》，认为毒素侵袭是发病的重要条件，毒素堆积体内会导致气血、阴阳失调和脏腑病变。《诸病源候论》是第一部论述病因病机证候学的专著，共有251条记载了有关"毒"的条文。该书系统论述了六淫过盛所化之毒如寒湿、病理产物蕴积日久所生之毒，如痰热、淤血、食积、虫兽毒及其他各种毒邪如癌毒；并介绍了毒素在体内堆积的危害，如影响脏腑，阻滞经络，气血失调，加重免疫系统负担，出现各种慢性疲劳、胸闷、气短，引起血管硬化、糖尿病、心血管系统疾病等各种慢病的发生发展，严重者出现各种癌症。

"排毒素"是指通过多种方式来清除体内的"垃圾"。通过排出毒素，可以促进人体的气血运行，保持情绪畅快，调节新陈代谢，促进肠道排毒，恢复身体机能，促进慢病康复，预防癌症。根据中医典籍对毒素的论述，本节内容将详细介绍"寒湿""痰热""瘀血""食积"和"癌毒"等毒素的来源和危害，并探讨如何利用中医中药等方法促进排毒。此外，我们将讨论如何通过适当的饮食和生活习惯帮助排毒，以预防疾病，提高生活质量。

一、排寒湿

（一）寒湿来源

阳气是人的生命之气。我们的身体只有依靠阳气的推动和温煦，才能让体内的气血运行起来，营养脏腑、四肢百骸、肌肉皮肤。

中医学认为，"六淫"是指风、寒、暑、湿、燥、火六种外感病邪。这六种邪气会导致人体的脏腑阴阳气血失调，引发各种疾病。其中寒湿为阴邪，最容易损伤人的阳气。我们平时关注的亚健康、慢性疾病等问题都与寒湿息息相关。

日常的不良习惯，如频繁食用冰镇和寒凉、油腻食物，淋雨或在湿冷环境中长时间暴露，穿着不当，如露腰或光脚，都可能导致寒湿侵入身体。此外，精神压力，如过度思虑、焦虑和愤怒，以及居住在潮湿、通风不良的环境，也是寒湿产生的诱因。中医学认为，现代生活方式，包括无节制地熬夜、缺乏锻炼、过度追求凉爽和饮用冷饮、偏好高脂肪的垃圾食品和快餐，是引发寒湿入侵的主要原因。

（二）寒湿危害

(1)寒湿毒素使气血运行受阻，肌肤不能荣养，就会出现皮肤瘙痒、湿疹湿疮等慢性皮肤问题。

（2）脾虚运化水湿无力，寒湿侵害人体，可能导致食欲不振、恶心呕吐、腰酸乏力、关节酸重、月经不调、带下淋漓等表现，严重者出现畏寒肢冷、经常腹泻、周身浮肿等症状。

（3）寒主收引，湿邪重滞，容易留在关节、骨骼等处，引发肩周炎、颈椎病、腰痛、关节炎等症状，遇寒湿天气或季节交替时症状会加重。

（4）寒湿毒素长期在体内堆积不排出，可能导致结节、囊肿、息肉，甚至引发恶性肿瘤。除此之外，"痛"是寒湿入侵的典型症状，在临床上，不管是冠心病引发的心绞痛、脑血管意外引起的剧烈头痛，还是神经、肌肉、关节病变导致的肢体疼痛，都可以从中找到寒湿侵袭的蛛丝马迹。

（三）排寒湿方法

1. 中医特色疗法

中医特色疗法是一种排出寒湿较简单、安全的方法。例如，推拿、拔罐疗法可以疏通经络，艾灸、刮痧疗法可以迅速打通寒湿瘀堵的经脉。这些疗法可以促进气血周流，经络畅通，增强人体新陈代谢，排出体内的寒湿。

2. 中药

使用具有温热性质的中药如干姜、艾叶和肉桂等，可以帮助驱散体内的寒湿；服用熬制浓缩中药材制成的中药膏方，可以强壮身体、调和阴阳；根据个人体质，一人一方，定期温水药浴，可以有效促进血液循环，排出体内的寒湿。

3.中医养生仪器

作为近年来新兴的科技产品,现代科技加持的中医养生仪器可以帮助我们更好地排出寒湿,应对寒湿带来的健康问题。如红外线理疗仪可以加速血液循环,促进新陈代谢,排出寒湿,缓解关节疼痛和肌肉僵硬等症状;使用脉冲按摩仪刺激肌肉和穴位,可以促进血液循环,排出寒湿,从而增强身体的抵抗力;中医温灸疗法指利用现代新型热源(远红外)和温灸的完美结合,充分发挥温灸的功效,具有温热散寒、防病保健的功效;磁振热治疗仪采用磁场、振动和温热三种物理因子相结合,可以改善血液循环,消除肿胀,降低肌肉紧张度,提高血管通透性,促进炎症产物排出;振动和温热同步治疗可以增强磁场的特殊疗效。这些现代医疗器械可以改善气血循环,加速人体新陈代谢,排出体内的寒湿。

4.饮食管理

在日常生活中,要注意根据天气变化增减衣物,适当调整饮食,避免食用寒凉、生冷食物,多吃温热性质的食物,如生姜、大蒜和羊肉,以帮助身体抵御和驱散寒湿;建议多注意运动锻炼,以增强身体对寒湿的抵抗力。

二、清痰热

(一)痰热来源

痰热是导致多种疾病的重要病邪,作为一个复合致病因素,其来源主要包括以下几点。

1.饮食不当

过度摄入油腻、辛辣、燥热的食物或酒类，可能导致体内痰热积聚。

2.情绪失调

情绪波动，尤其是怒气、忧郁和压力过大，会影响肝气的疏泄，导致内热上升，与体内的湿痰结合形成痰热。

3.体内湿热

环境或体质因素可能导致湿热内蕴，湿邪阻塞气机，与热邪相结合，形成痰热。

4.脏腑功能失调

脾主运化水湿，肺主宣发肃降，肾为生痰之本。脾功能失调会导致水湿内停，肺功能不足则痰液不易上行而下降，肾虚则痰湿易内生，三者共同作用形成痰热。生活中的不良习惯如暴饮暴食、熬夜、吸烟、嗜酒等，会损害肺、脾、肾三脏腑，从而容易形成痰热。

(二)痰热危害

"百病皆由痰作祟"。痰液黏稠，容易停留在体内，并结合热邪产生更多的病理产物。这些病理产物在体内流动，上可至头面，下可至脚足，内可入脏腑，外可渗肌肤，从而导致各种疾病的发生。

现代医学表明，肥胖症、高脂血症、高血糖、动脉硬化、心脑血管疾病等，与痰热积聚引起的经络阻塞、气滞血瘀有直接关系。

1.痰热到达肝脏

会导致肝炎、肝硬化、肝癌等。

2.痰热到达心脏

会导致早搏、胸闷等。

3.痰热到达骨关节

会出现酸麻胀痛的症状，骨刺严重时可导致骨坏死、关节病、骨质增生、椎间盘突出症等。

4.痰热到达血液

导致血液运行瘀滞，容易患上冠心病、高脂血症、脑出血、脑卒中、痴呆等疾病，严重时会导致死亡。

5.体内痰湿过盛

痰湿过盛，痰湿过盛阻滞中焦脾胃，日久化热，痰热耗伤脾胃之阴，向上耗伤肺阴，最后伤及肾阴，形成糖尿病，严重者出现尿毒症等一系列并发症。

(三)清痰热方法

在"五轮"理念下，清痰热的方法应全面考虑身体的整体状况和个体差异，主要包括以下几个方面。

1.调整饮食

食用清淡、易消化的食物，并减少油腻、辛辣和燥热食品的摄入。此外，食用一些利咽化痰的食物，如梨、白萝卜、冬瓜、蜂蜜等，有助于润肺化痰，清除痰热。

2.情绪管理

通过冥想、瑜伽、深呼吸等方法，可以放松身心，减少情绪波动对体内痰热的影响。

3.适度运动

适量的运动可以帮助调节气血，改善身体的痰热状态，如散步、打太极、慢跑等。

4.中药

在专业中医师的指导下，使用具有清热化痰作用的中药，如黄芩、瓜蒌、前胡等。此外，中药蒸汽吸入等方法可以直接作用于呼吸道，帮助缓解痰热导致的不适。

5.针灸与按摩

针灸特定穴位以调节气血，清除痰热；适当的按摩，尤其是胸部和背部的按摩，可以帮助缓解胸闷，促进慢性心肺病患者痰液的排出。

三、祛瘀血

（一）瘀血来源

中医强调祛瘀活血，以保证血脉的畅通。这一理念与"五轮"调治方法紧密相连，活血化瘀正是通过通经络来实现血脉畅通，通过补气血来调和血液运行，祛除瘀血，有助于达到整体的健康和谐。瘀血主要来源于以下几方面：

1.外邪入侵

当风、寒、湿等外邪侵入人体时，会痹阻于经脉脏腑，导致气血运行受阻或血管收缩痉挛，形成瘀血。

2.情志不畅

精神心理活动影响气血运行，导致瘀血的产生。

3.饮食不节

重口味饮食习惯——过甜、过油易生痰湿，堵塞、挤压血管；过咸会导致血液黏稠而影响血液流动，从而导致瘀血的产生。

4.缺乏锻炼、劳累过度

长时间保持一个姿势，比如低头看手机，一侧肢体如肩臂过于用力，久坐，导致局部肌肉紧张，气血循环变慢，气血运行不畅形成瘀血；同时过度操劳会消耗元气，导致气虚，无力推动血液循环，进而出现瘀血。

(二)瘀血危害

(1)瘀血阻碍经络，影响气血流通，常见于多种疼痛症状，例如肩颈痛、关节痛。

(2)瘀血会导致局部肿胀，形成肿块，甚至发展成肿瘤。

(3)在女性中，瘀血会导致气血不畅，面色黯淡，色斑明显，从而加速衰老。此外，月经前乳腺疼痛和痛经等症状都与瘀血有关。

(4)长期瘀血可能导致高血压、中风、冠心病、痛风和糖尿病等疾病。

(5)长期瘀血可能会导致肝气郁结，情绪抑郁，甚至可能发展为抑郁症。

(三)祛瘀血方法

在"五轮"理念下，祛瘀血应从多个方面进行综合调理。

1. 中药治疗

采用活血化瘀的药物，如三七、丹参、川芎等，能够活血化瘀，改善气血运行，消除瘀血，这些药物须在专业中医师的指导下进行。

2. 中医外治法

针灸疗法可以灵活选择穴位，疏导、调整气血运行，常用的穴位包括太冲、血海等；拔罐对于瘀血引起的疼痛、肿胀等症状具有较好的疗效，特别适用于畏惧针灸者；按摩推拿可以舒筋活络，促进气血运行，消除瘀血；中药熏药治疗采用活血通络的药材如艾叶、红花，有助于促进气血循环。

3. 运动、饮食、情志

健康的生活方式，如进行适当运动，合理安排饮食结构，保持心平气和，培养豁达、乐观的心态，有利于气血运行。

四、化食积

(一) 食积形成

(1) 随着人们物质生活的丰富，饮食无节制，暴饮暴食，进食速度快，熬夜，晚上进食油腻、不易消化的食物等不良生活习惯日益增多，这些行为会损伤脾胃，导致食积等消化不良的症状。此外，吃饭时注意力不集中，边吃饭边工作或边看电视，也容易导致食积。

(2) 患有消化道疾病，如胃溃疡、胃炎等人群，食用不易消化的食物后容易发生食积。

(3) "若要小儿安，三分饥与寒"，小儿由于脾胃功能虚弱，若饮食不当，较易导致食积。

(4)"大肠者，传道之官，变化出焉"，如果肠道内有害物质——肠道毒素，未能及时排出肠道，长时间存在于肠道褶皱、憩室中，也会导致食积的形成。

(二)食积危害

食积是由进食不当引起食物过多积留在脾胃的一种现象。"脾胃乃后天之本，气血生化之源"。食积最易损害脾胃，脾胃功能欠佳，不能化生气血，导致气血不足，容易出现疲劳、精神不振、头晕、心悸、气短等不适。在严重情况下，还可能导致贫血、心脏病、脑血栓等疾病的发生。此外，食积的危害主要如下。

1.影响食欲和营养平衡

食积可引起消化功能紊乱，食物摄入不足会导致营养失衡。

2.多种胃肠道症状

食物在胃肠道内堆积，不能被正常地消化吸收，影响胃肠道功能，出现腹胀和腹痛等胃肠道不适。

3.影响睡眠

食物堆积会加重胃肠负担，胃不和则卧不安，影响睡眠。

4.肠道毒素的慢性危害

食积会进一步使肠道毒素积累，引发恶性循环，引起其他的危害。肺与大肠相表里，肠毒堆积可引发便秘，食积加重的同时会损害肺脏，导致慢性干咳等慢性肺部疾病。肠毒进一步堆积会引发口臭、痔疮、结肠炎、肠梗阻等，而且肠毒如果超过24小时没有及时排出体外，就会通过肠黏膜二次吸收，进入血液，使全身慢性中毒。

5.小儿食积

小儿食积更容易产生危害，主要表现在以下几个方面。

（1）消化系统：表现为消化不良、腹胀、腹痛、便秘，胃内食滞生热，容易出现"上火"症状。

（2）呼吸系统：小儿顽固的鼻炎、气管炎、咽炎、哮喘、湿疹等疾病，迁延难愈，多与食积有关。

（3）免疫系统：小儿"胃肠型感冒"——中医的小儿感冒夹滞证，即积食后复感外邪，反复感冒，卫表不固，容易导致免疫力低下。

（4）神经系统：食积日久会影响小儿睡眠，进而影响神经系统发育。

（三）化食积方法

1.调整饮食结构

一旦出现食积，首先要控制饮食。多食谷类和蔬菜等膳食纤维含量高的食物，可以促进肠道蠕动，加速排出体内无用或有毒的物质，可保持大便通畅，预防便秘。

2.中医辨证治疗

中药"焦三仙"——焦山楂、焦神曲和焦麦芽。焦山楂善于消化油腻的肉食积滞；焦神曲可以改善食积和感冒并见的情况，同时也能消化酒积；焦麦芽善于消化米面薯芋等淀粉类食物。此外，鸡内金研磨成粉，食用可助消化，保护脾胃。

3.穴位贴敷治疗

中医消食贴、便秘贴、开胃贴等多种中药敷贴，配合健脾消滞化食的中草药或中成药应用，效果更佳。

4. 中医护理技术

到专业医院进行小儿推拿,常用手法包括清胃经、补脾经、清天河水、逆运内八卦、捏脊等,可促进胃肠消化。

5. 排肠毒

肠道毒素堆积会引起食积,化食积也要格外重视排肠毒。肠道是人体最大的"排污厂",人一生中要排出约 4000 千克粪便,其中 1/3 是肠道细菌,80% 以上的毒素由肠道排出体外。在日常生活中,我们应该规律运动,按时排便,每日摄取充足的水分,清洁胃肠,清除毒素;补充膳食纤维,膳食纤维被营养学界认定为第七类营养素,是人体消化系统的"绿色清道夫",对于肠道健康的贡献是无可取代的;通过补充和调节肠道菌群,可以增强肠道内有益菌的繁殖,改善肠道蠕动功能,促进肠道排毒。

五、消癌毒

(一) 癌毒来源

癌毒是由各种致病因素长期刺激,互相作用,机体阴阳失调,致使气滞血瘀,热结痰凝,病理产物聚结,日久发生质变所产生的。癌毒包括痰毒、热毒、瘀毒、湿毒、风毒、寒毒、郁毒等。生活中各种各样的因素——如外感六淫、饮食不节或偏嗜、生活起居不定、情志过极、劳逸过度等,都可能诱发体内产生癌毒。

现代研究认为:吸烟是肺癌的重要危险因素;爱吃肥腻厚味,酗酒,或误食不洁、霉变食物,饮食不节是导致消化道肿瘤高发的因素;

过度暴露于紫外线（如太阳光）会增加皮肤癌的风险；其他如心情不悦、情志失调等；化学因素，如黄曲霉毒素、亚硝胺类化合物等；禀赋不足，体质虚弱等遗传、体质因素；环境污染；放射线暴露等，都是积累癌毒的来源。

（二）癌毒危害

癌毒的危害过程是逐渐发生的，首先侵袭某处，接着癌毒留滞而影响气血津液的运行和输布。瘤体形成则消耗机体的精微物质，导致正气迅速衰弱，抗邪无力，难以制约癌毒，病位愈深，愈加耗伤正气。

1. 气血津液不足

癌毒留滞会影响气血津液的运行和输布，导致乏力、头晕、心悸、口干等慢性疲劳症状。

2. 影响脏腑功能

癌毒的发展对各个脏腑的功能产生影响，导致身体各个系统功能失调。例如，癌毒侵袭头部，会出现多种神经症状，如头痛、眩晕、复视、共济失调、肢体无力或偏瘫等；癌毒影响骨骼，会引起局部疼痛和压痛；癌毒侵犯肝脏，会出现肝区疼痛、肝大、黄疸等症状；癌毒影响脾胃，会出现食欲不振、消化不良、腹胀、腹痛等不适。

3. 整体健康恶化

随着癌毒的侵犯，整个身体健康状况会逐渐恶化，表现为体质下降、免疫力减弱、易患感冒或其他疾病。

4. 情绪和精神影响

癌毒堆积引发一系列不适症状，除了身体上的痛苦，还会对情绪和精神状态产生负面影响，使人出现如焦虑、抑郁等情绪问题。

(三)消癌毒方法

消癌毒要从生活中的一切小事做起,即"适起居、节饮食、调情志、避风寒"。

中医消癌毒的方法可以从预防、治疗及康复阶段入手,包括调和阴阳、疏通经络、化瘀解毒、扶正祛邪等方面。

1. 预防阶段

平衡阴阳,调理脏腑,从而逆转癌前疾病;调整饮食、生活习惯和情绪管理,维持阴阳平衡,从而预防癌症;健康体检,建立档案,早期识别和治疗癌前病变(如慢性炎症、良性肿瘤等),从而减少癌症的发生。

2. 治疗阶段

(1)中医特色疗法:艾灸如雷火灸、隔姜灸、隔盐灸等可以补充阳气,扶正祛邪,补益强身,缓解临床症状,减轻放化疗所致的副作用;中医的养生功法如太极拳、气功、八段锦、五禽戏等,可以调和脏腑气血阴阳,疏通经络,有利于癌毒排出;中药熏蒸疗法可以扩张局部血管、促进血液循环、温通血脉。

(2)对不能耐受手术放化疗者,以中药内服为主抗肿瘤,消癌毒,专业医疗机构结合中医中药治疗以控制肿瘤生长和扩散,减少癌毒堆积带来的痛苦;对接受手术放化疗者,中医中药增效减毒,可辅助提高传统治疗的有效性,减轻其副作用,缓解放化疗引起的恶心、呕吐和疲劳症状。

3. 康复阶段

提高机体免疫力,预防肿瘤复发转移。

（1）中药、食疗和运动康复等方式可以增强免疫系统功能，定期体检可以及时发现并处理复发或转移的迹象，同时通过维持健康的生活方式来降低复发的风险。例如：使用人参、黄芪、灵芝等具有扶正作用的药材，可以增强体质，提高机体的免疫力。

（2）前往专业医疗机构进行运动评估：选择合适的运动方式，一般来说，癌症患者的有氧运动频率为每周 3~5 次，共 150 分钟，强度为中等。

（3）调整饮食习惯：减少肥腻厚味和不洁食物的摄入，增加新鲜蔬菜和水果的摄入，以减少癌毒的生成。

（4）情志调养：保持乐观的心态，减少忧思劳累，通过冥想、太极等方式减轻精神压力，促进身心健康。

（5）避免致病因素：戒烟戒酒，避免长期暴露在有害环境中，从而减少外来的致病因素。

第三节 调体质：平衡机体功能

一、体质调节的重要性

现代社会，随着越来越多的慢性疾病的发生，人们越来越重视自身健康。体质因素是慢病发生的原因，同时也是慢病证型形成的内在依据。

"未病先防，既病防变，瘥后防复。"在还没有生病的时候进行预防、调养；在生病之后要及时治疗，防止病情加重；在病情痊愈之后还要注意调养身体，防止疾病"卷土重来"。体质的调养在这三个阶段中也非常重要。好的体质不仅可以预防疾病，还可以加快疾病的痊愈进程，避免再次发病。

二、快速辨别九种体质

在本章节中，我们将为大家介绍九种体质的相关知识。通过了解体质，调理体质，从而守护健康。通过下面的简单分类，看看您属于哪一种体质吧！

（一）平和体质

通常感到精力充沛，声音洪亮，性格乐观开朗，能很快适应自然和社会环境的变化，睡眠质量好，记忆力佳。

（二）气虚体质

很容易感到疲乏，常常感觉出气不赢，呼吸短促，上气不接下气。经常感冒，病程较长。一般喜欢安静独处，懒得讲话，讲话时声音比较低微。稍微动一动就会出虚汗。

（三）阳虚体质

经常性手足冰凉，对寒冷环境比较敏感，跟常人相比容易怕冷，衣服穿得比较多，食用冰凉的东西就感到不舒服，甚则腹泻。性格内向，不爱冒险。

（四）阴虚体质

手足心常常发热，皮肤、嘴巴很容易干燥。一般便秘或者大便干燥，眼睛也常常感觉干涩不适，口干舌燥，总想喝水。性格急躁，外向好动。

（五）痰湿体质

体形较胖，特别是肚子上肥肉较多，面部皮肤油脂较多，经常出汗，汗多而黏。容易感到胸闷、困倦、浑身沉重，平常痰多，感到嘴巴里也是黏黏的。性格一般比较温和。一到梅雨季节就会比较难受。

(六)湿热体质

平常油光满面,容易长粉刺、痘痘或者疮疖,老觉得口苦、嘴里有异味,甚至口臭。大便黏滞,解不干净;小便时感觉热热的,小便颜色较深。容易心烦气躁。

(七)气郁体质

常常感到闷闷不乐、情绪低沉,也容易感到紧张、焦虑不安。多愁善感、感情脆弱,经常无缘无故叹气,两侧胸胁部常常胀痛。经常感到嗓子里有异物,吐不出来,也吞不下去。性格内向不稳定,敏感多疑。

(八)血瘀体质

身上某处有疼痛不适,偶尔不知不觉出现青紫色瘀斑,面色晦暗,容易长黄褐斑,黑眼圈明显,女性多伴有痛经。性格容易急躁,记忆力也会下降。

(九)特禀体质

因季节变化、温度变化或异味等因素而出现咳喘,即使没有感冒也常常打喷嚏。皮肤容易出现荨麻疹(如风团、风疹块、风疙瘩等),皮肤一抓就红,并出现抓痕。容易过敏(如药物、食物、气味、花粉、季节交替、气候变化等原因)。对外界环境的适应力差。

三、各种体质调养方法

（一）平和体质调养

《黄帝内经·灵枢·通天》有云："阴阳和平之人，其阴阳之气和，血脉调。"平和体质，从字面意思上我们就能知道是阴阳平衡、气血和谐的体质。因此，平和体质是九种体质中最为健康的，也是其他体质通过调养，最想要达到的状态。平和体质是最稳定、最健康的体质，需要良好的先天禀赋和合理的后天调养。若不重视后天的调养，即使先天资质再好，也会逐渐成为偏颇体质。

（二）气虚体质调养

"形充而脉小以弱者气衰。"这句话出自《黄帝内经》，是对气虚体质的简单描述。正所谓"人之三宝精气神"。养生，实则重在养气。因此，对气虚体质的人来说，更应该注重外练筋骨，内调脏腑，调节阴阳，以达到补气养生的目的。

1. 运动调养

气虚体质的人，体质较弱，应该选择低运动量的锻炼，如步行、慢跑、俯卧撑、健身操等；传统的健康锻炼，如八段锦、气功、太极拳、太极剑、五禽戏等。外出活动可以增强气虚体质者的心肺功能，从而达到祛病延年的目的。

2. 饮食调养

"药补不如食补。"气虚体质的人，脾胃功能相对较差。在中医学中，脾胃是后天之本，也是气血生化之源。因此，对于气虚体质的人来说，特别要注意保护脾胃，这样才能更好地促进对营养成分的有效吸收。气虚者宜平补，多吃甘、平、温的食品，这样既有较好的营养，又容易被吸收。补气虚的食物包括粳米、糯米、小米、山药、马铃薯、扁豆、大枣、龙眼肉、南瓜、鸡肉、猪肉、鹅肉、兔肉、青鱼、鲫鱼、鲤鱼、蘑菇等，可以经常交替食用。此外，还可以适当在饮食中加入黄芪、桑椹、党参、甘草等药食同源的中药。

3. 情志调养

气虚体质的人通常表现出性格内向、安静不爱动、胆小、保守、情绪不稳定、容易悲伤消极、不爱说话、易疲乏等特点。因此，气虚体质者需要学会调整情绪。除了培养自己的兴趣爱好，如吟诗作画、垂钓养鸟等，还可以外出活动以增强心肺功能，以使自己心旷神怡，达到祛病延年的目的。

（三）阳虚体质调养

《黄帝内经·素问·逆调论》中的论述"阳气少，阴气多，故身寒如从水中出"生动形象地描述了阳虚体质的特征。因此，补阳扶正、调节阴阳是阳虚体质调养的重点。

1. 运动调养

中医学认为，动能生阳，多做运动，能够加快全身血液循环，促进阳气的生发。阳虚体质的人，在温暖的气候下，在庭院、公园、大自然中进行锻炼，可以有助于体内阳气的升发。阳虚体质的人适合进行一些强度不大、舒缓柔和的运动，如散步、太极拳、八段锦、内养操、舞蹈等。

2.饮食调养

阳虚体质的人应该多吃一些温热的东西，使身体有足够的阳气温养全身组织器官，提高身体防寒的能力。阳虚体质的人平时可以多吃以下食物：羊肉、胡椒、肉桂、韭菜、鲜生姜、大葱、丁香、豆蔻、桂圆等。此外，还可以适当在饮食中加入党参、干姜丝、炙甘草、人参、枸杞子等药食同源的中药。

3.习惯调养

平日多晒太阳、多进行户外运动，并注重防寒保暖。人的七情可以分为阴阳两类，欢喜属于阳，悲伤属于阴。因此，阳虚体质的人要格外重视对自己的心理调理，养成一种开朗、乐观的生活态度，让心里充满阳光，多交朋友多聊天、多听欢快的音乐等。

（四）阴虚体质调养

《丹溪医论选》记载："人之生也，体质各有所偏……偏于阴虚，脏腑燥热，易感温病。"中医认为，精、血、津、液等体内液态物质都属于人体之阴，因此"阴虚"可以表现为精虚、血虚和津液亏虚等。再加上"阴"字，本身就给人安静、清凉、克制之感。因此阴虚体质的人，往往容易变得暴躁，难以控制情绪。

1.运动调养

对于阴虚体质的人群，由于阴液亏虚，阳气相对亢盛，因此不能进行剧烈运动。建议尽量避免在闷热的地方进行锻炼，因为这可能会导致出汗过多，对阴液造成更大的损伤。阴虚体质的人适合做一些强度不大、难度较小的运动，如太极拳、游泳等。

2. 饮食调养

对于阴虚体质的人来说，饮食应以清淡滋润为主，可以多吃一些生津养阴的食物，少吃辛辣刺激、脂肪和糖类含量比较高的食物，并尽量避免油炸、烧烤类的食物。阴虚体质者可以选择食用鸭肉、猪肉、猪皮、鸡蛋、牛奶、甲鱼、牡蛎肉、酸奶、山药、蘑菇、西米、黑木耳、番茄、甘蔗、酸梅汤、葡萄、百合等等食物。此外，还可以适当在饮食中加入铁皮石斛、西洋参、百合、玉竹等药食同源的中药。

3. 情志调养

阴虚体质的人性格通常比较外向、躁动，通常会出现脾气暴躁、易怒、难以静下心来等情况。喝茶、读书、听轻音乐等可以调节心情，平复情绪，滋补阴气。

(五) 痰湿体质调养

"肥白人多痰湿。"这句话出自《丹溪治法心要》，描写了痰湿体质人的外貌特征。水是生命的源泉，人体的百分之七十都是水，但如果身体里有太多的水，那就是"洪水成灾"。一般来说，食物、水等进入身体后，需要通过脾胃的运化，将其转化为津液等细微物质，然后运化到身体的各个部位。当饮食和水分不能正常运行时，就会形成中医所说的"水湿"。

1. 运动调养

痰湿体质的人大多体态臃肿，身体沉重，容易疲劳，多做运动可以促进血液的流动，从而帮助痰湿化开。长期坚持运动，可以提升阳气，如跑步、爬山、游泳、球类、舞蹈、有氧运动、武术、瑜伽、八段锦、五禽戏等。

2. 饮食调养

痰湿体质者多数进食速度快，喜食肥甘厚味的食物。在食疗方面，首先要避免食用肥甘油腻之品，并避免暴饮暴食。因为嗜酒生痰，所以最好戒酒。饮食应以清淡为主，并限制食盐的摄入。平时可以用陈皮、茯苓、扁豆花、胎菊、薄荷叶等泡水饮用。

3. 情志调养

中医学认为，气行则水行，练习书法可以畅达一身之气，促进体内水湿痰饮的代谢，达到疏通痰湿滞留状态的目的。这是适合痰湿体质者长期坚持的一种怡心养性、祛病强身的好方法。

（六）湿热体质调养

《黄帝内经·素问·生气通天论》中写道："膏粱之变，足生大疗。"这句话阐述了湿热体质容易产生疮疖等疾病的原因。对于湿热体质的人来说，生活环境、饮食十分重要，不能暴饮暴食，更不能酗酒。

1. 运动调养

湿热体质的人，体内有蕴热，建议进行一些强度大、运动量大的运动，比如游泳、爬山、长跑、自行车、武术等。通过高强度的锻炼，可以有效地消除身体中多余的热量和脂肪，从而有助于排出湿热之邪。

2. 饮食调养

湿热体质的人，身体小环境就像一个"蒸笼"，因此饮食调养的原则为燥湿清热，饮食清淡。嗜食烟酒、辛辣、油炸、油腻的食物，都会使湿热加重。因此，对于湿热体质的人来说，平时饮食上应该多选择一些具有祛湿除热作用的食物。如薏苡仁、莲子、茯苓、红小豆、蚕豆、绿豆、鸭肉、鲫鱼、冬瓜、丝瓜、葫芦、苦瓜、黄瓜、西瓜、白菜、芹菜、卷心菜、莲藕、蕹菜等。可以适当食用药食同源的食品如赤小豆、茯苓、胎菊、槐花、石斛叶等。

3. 情志调养

湿热体质的人通常性格比较外向，容易冲动，脾气暴躁易怒。适当的娱乐活动对调节心境、调节脏腑器官、促进脾胃机能的正常运转有很大的作用。

（七）气郁体质调养

"心小则安，邪弗能伤，易伤以忧。"这句话出自《黄帝内经·灵枢·本藏》，是对气郁体质情志特点的描述。气郁体质的人，由于思绪过多，很容易积压心事。长此以往，对身体和精神都有着巨大的影响，损害人们的身心健康。

1. 运动调养

生命在于运动，所谓"流水不腐，户枢不蠹"，气郁体质的人应当积极参加体育锻炼，尤其是广泛参与群体运动，这不仅可以让身体得到充分的舒展和放松，气血得以畅通，同时，人的心态也会在运动中有所改变，有利于人们发泄不良情绪，肝气得到舒缓，体质也会得到改善。

2. 饮食调养

气郁体质的人，容易情绪低落，最容易伤害到肝脏，因此应该多食用一些理气和肝的食物。气郁体质的人可以多吃行气的食物，如佛手、橙子、大蒜、橘皮、荞麦、韭菜、茴香、刀豆、香橼、白萝卜等；多吃新鲜蔬菜和营养丰富的瘦肉、鱼、豆制品、乳制品等。此外，许多具有浓烈香气的食物具有行气解郁的功效，例如紫苏、葱、姜、蒜、薄荷和一些花草茶的材料，如玫瑰花、桂花、薰衣草等。

3. 情志调养

心理健康和精神调养对偏颇体质人群的健康起着至关重要的作用。特别是气郁体质，与七情有很大关系，多数是心理问题，因此，心理养生非常重要。要养成一个良好的乐观、积极向上的心态。比如，多读一些正面的、鼓舞人心的、充满乐趣的、展现美好生活前景的书。根据《黄帝内经》中的"喜胜忧"原理，可以多看喜剧片、振奋人心的影片，少看悲剧片、苦情片；多听相声、笑话和欢快的音乐，少听令人沮丧的音乐；积极参加社团活动和集体文娱活动，多结交乐于助人的朋友。

(八) 血瘀体质调养

《黄帝内经·灵枢·通天》中描述道："素有恶血在内。"这提示瘀血并不是人体正常的成分。对于血瘀体质的人，要想使血液循环通畅，就需要注意精神调摄、饮食调养、起居调整和运动调理。

1. 运动调养

在现代城市里，大多数人喜欢坐着不动，长此以往，血液流动就会变得不畅，女性在经期可能会出现痛经、下腹痛、腰痛等症状。对于血瘀体质的人来说，春季是四时养生的最佳时期。春季万物复苏，根据中医学"天人合一"理论，肝脏为木性，与春季相对应，因此在室外多活动活动，多做伸展运动，可以让肝脏得到舒缓。冬天天气寒冷，血瘀体质的人不能抵御寒冷，应多加防寒。

2.饮食调养

血瘀体质的人其身体小环境类似于一个"堵塞的管道",因此在日常生活中,应避免吃辛辣和过甜的食物,多吃具有行气活血功能的食物。适合血瘀体质者的食物有谷物类,如大米、玉米、粳米等;肉蛋类,如牛肉、猪肉、鸡肉等;蔬菜类,如荠菜、香菜、胡萝卜、佛手等;水果类,如山楂、龙眼、橘子等。平时,可以使用西红花、山茶花、玫瑰、三七花、陈皮、佛手等药物泡水代茶饮用。

3.情志调养

血瘀体质的人,大多是比较内向的人,遇到事情的时候,很容易变得忧郁,这就会让瘀血更加严重。心情舒畅,眼界开阔,血液循环顺畅,百脉通畅;雅致的音乐,可以让人的心情变得更好,能让人的容貌变得更美。可以听一些积极向上的阳韵音乐,如《喜洋洋》《步步高》等,可以补益肝肾、散寒活血解郁。当心神不安、思绪紊乱时,可以听一些民族乐曲,如《梅花三弄》《春江花月夜》《雨打芭蕉》等,这些音乐能够起到安定情绪、调理思绪的作用;当精神忧郁时,可以听乐曲《小开门》《喜相逢》《光明行》等,能减轻或缓解忧郁,振奋精神;当烦躁易怒时,可以听琴曲《流水》、古筝曲《风入松》、二胡曲《汉宫秋月》等。

(九)特禀体质调养

《幼幼新书》中说:"其禀赋也,体有刚柔,脉有强弱,气有多寡,血有盛衰,皆一定而不易也。"这句话提到了先天禀赋对体质的影响,同时也体现了特禀体质的与众不同。因此,对于特禀体质的人而言,应该对自己的身体有一个全面的认识,做好自身的保养和预防工作,以中医的养生方法来调理身体，并且坚持下去，这样才能从根本上解决问题。

1.运动调养

特禀体质的人很容易过敏，要多参与体育运动，增强体质，增强抵抗力。同时还要注重锻炼，如散步、慢跑、打球等都是不错的锻炼方法。此外，每天要保持15~20分钟的静养，以避免精神过于紧张引起过敏。

2.习惯调养

特禀体质的人不要去人多的地方，或者是有空气污染的地方。特别是在季节变化或气候突然变化的时候，更要谨慎出入公众场合。考虑到自己的特殊体质，特禀体质者一定要有节制，不要熬夜。

3.饮食调养

特禀体质的人，应该根据自己的身体状况，制订健康的饮食计划，饮食要以清淡、均衡、粗细搭配、荤素配伍为原则。同时要避免吃一些容易引起过敏反应的食物，这样可以降低过敏反应的发生概率。如果对下列药物没有过敏反应，可适当使用紫苏、连翘叶、赤小豆、人参、粉葛泡水服用，以益气固表。

4.情志调养

特禀体质的人因为对外界环境的适应能力较差，所以容易形成内向敏感、焦虑抑郁的性格。为此，特禀体质的人尤其要注意保养自己的心态，广泛发展自己的业余爱好，要多与人沟通，主动告诉别人自己的禁忌，得到他人的理解与帮助，以减少不必要的过敏反应。

第四节 补营养：实现气血充盈

《黄帝内经》中说"正气存内，邪不可干"。正气是指人体内部的生理功能和抗病能力，主要由人体内的卫气、营血等物质构成。人的气血不足，正气亏虚，抵抗力下降，就给外邪有了可乘之机，正不胜邪，那么人就容易生病。随着时间的推移，各种慢性疾病接踵而来。因此，通过补充营养实现气血充盈，不仅有利于预防慢性疾病的发生发展，而且对慢病康复也尤为重要。但传统认知中的"补品"并不适用于所有慢病的康复，滥用可能会加重病情。此外，由于人的体质不同，用药也需要有区别。只有给予适合患者体质的饮食以达到营养均衡，才能实现真正的气血充盈和慢病康复。

补气血是指通过现代营养学补充多种营养，实现气血充盈。进补的种类大致可以分为药补和食补两大类。

药补包括单味补药、补益方剂和补益中成药。单味补药是指单味补益类药物，单独使用具有补益效用。补益方剂通常经过了长期的临床应用，其作用可靠，组方严谨，是药补的精华所在。此外，可以因人而异对药物组成进行加减。补益中成药是在补益方剂的基础上，将古今名方制成丸、片、散、膏、丹或糖浆冲剂，便于服用及携带，作用较补益方剂稍缓和而持久。

食补包括单味食补、补粥、补酒以及补益药膳。单味食补同时兼具药与食的两种作用；补粥是将常见的补益食物或补药与米同煮而成，具有药食并用的优点；补酒是由补药用酒浸泡或酿制而成；补益药膳是将补药与食物同时烹调，具有药食同源的功效。本节我们将探讨健康人、久病之人、女性、肿瘤患者及术后患者与气血亏虚之间的关系，并探讨如何从药补及食补等方面补充营养，以实现气血充盈。

一、从营养角度来理解补气血

(一) 将中医食疗学思维运用于现代营养学

现代营养学要求人们多食蔬菜、水果以补充维生素 C 等营养素。但中医学认为，蔬果有寒热之分，人的体质亦有寒热之别，按中医"寒者热之、热者寒之"的理论，进食时，寒凉体质的人可选温性的韭菜、洋葱、大枣、桂圆肉、樱桃等；而热性体质之人可食番茄、苦瓜、黄瓜、香蕉、雪梨、苹果等寒凉性之蔬果。这样既满足补充维生素、均衡营养的需求，又能适应不同体质的人。

如贫血之人根据现代营养学观点需要多吃含铁量高的食物。但中医学认为贫血属于"血虚"范畴，而血虚并非单指现代所说的贫血，根据气短、心悸、失眠、健忘等见证，按照中医"虚则补之，实则泻之"的理论，进食大枣、桂圆肉、黑豆、黑木耳、猪肝、牛肉、鸡肉等补肝养血、宁心安神之品，既能补血治血虚，也能补铁。

又如有高脂血症的人，需要"降脂"。中医对属痰浊湿热者采用消痰浊、化湿热、洁净府之法以泻其脂,选择食用山楂、白萝卜、木耳、海带、紫菜、生薏苡仁、决明子、三七、芦荟、灵芝等;虚弱之人,可以食用香菇、牡蛎、海参、海鱼、海蜇、山楂等泻(去脂)中有补的食物;偏热之人,则食用荞麦、燕麦、苦瓜、冬瓜、黄瓜、芹菜、黑木耳、生薏苡仁、马齿苋等泄热中兼有去脂作用的食物。

(二)将现代营养学思维运用于中医食疗学

中医补气血虚时有"血肉有情之品"之说,所以中医在补虚时,主张用"血肉有情之品",即动物性食物。例如,养肝明目用猪肝,益智健脑用猪脑,补肾壮阳用鸡子、鱼子,鸡肉被称为"食补之王"等。从营养成分来看,这些动物性食物都富含胆固醇,如果需要补"血肉有情之品",可以参考现代营养学观点,选用一些含有优质蛋白的食品,如鱼类、家禽类、蛋类、乳类和豆类及其制品。又如蛋黄和猪肝虽含较高的胆固醇,但蛋黄中的卵磷脂、猪肝中丰富的铁对人体非常有益,因此可以适量选食。这样既可补益又可避免胆固醇增高之累。

进食方法也有选择。例如,番茄有生津止渴、健胃消食、清热解毒、凉血平肝等作用,可当水果也可当蔬菜食用,那么如何食用呢?现代营养学观点认为,因其含有丰富的维生素 C 和番茄红素,如生食,可获取较多的维生素 C,有助于止渴生津;如熟食,则番茄红素的含量会增加多倍,更有益于清热解毒、活血降脂、防癌抗癌。此外,如番茄炒鸡蛋、番茄煮鱼,过去仅作为健脾益气之用,而今天则被认为是补钙之佳品。

二、健康人群的营养均衡

(一) 为什么健康人群要"慧吃"

在物质生活如此丰富的今天，中国人很少因为缺少蛋白质、脂肪、碳水化合物的摄入而得病。而膳食纤维摄入过少常导致多种慢性疾病，如肥胖症、便秘、糖尿病、高脂血症等。膳食纤维可以抑制或延缓胃肠道中胆固醇、甘油三酯和水的吸收。增加膳食纤维的摄入，降低小肠对糖分的吸收率，并使得所需的胰岛素也减少，从而达到控制糖尿病以及肥胖的目的。因此，健康人群一定要"慧吃"，日常生活中应遵循营养均衡、食不过量的原则，控制总能量摄入，保持能量摄入与消耗的平衡。

(二) 健康人群如何"慧吃"

1. 全面

全面即食物应多样化，食物种类越广泛越好。这是形成平衡膳食的基础。单靠一种或少量几种食物不能提供人体所需的全部营养素，例如鸡蛋。鸡蛋含有丰富的优质蛋白质、卵磷脂、胆固醇、维生素 B 等，但是维生素 C 和膳食纤维含量极少。因此，单纯吃鸡蛋不能获得充足的营养，如果调整为番茄炒鸡蛋就能够达到较全面的营养。

2. 均衡

均衡是指各种食物数量间的比例应合理，达到最接近人体吸收并可维持生理健康的模式。有些人吃饭挑三拣四，自己不喜欢的东西就一口不吃,听说某种食品能"益寿延年"就拼命地多吃,这种做法没有遵守饮食的均衡原则。也就是说"大鱼大肉"要吃,膳食纤维、维生素、矿物质、微量元素等也要吃。

3.适度

适度是指各种食物的摄入量要与人体的需要相适应。摄入过多或过少,都会影响人体的健康。例如维生素 D 缺乏,可能会导致佝偻病、骨质疏松等疾病。但长期大量地服用维生素 D,会导致间质性肾炎、肾结石,甚至可能引起心肌梗死。

三、久病患者如何补气血

气血充足对人的身心健康至关重要。一个气血不足的人,就像一辆缺少汽油的汽车,是无法健康地跑完人生旅程的。当身体的气血不足时,就无法提供足够的能量,会陆续出现一些亚健康问题,累而成积,发展为慢病。现代医学所指的慢病包括长期贫血、高血压、类风湿关节炎、糖尿病、慢性阻塞性肺疾病、恶性肿瘤等消耗性疾病。这些慢病耗伤气血,导致气血亏虚,从而形成恶性循环。因此,为了预防慢病并促进慢病康复,补气血尤为重要。我们将从药补和食补两个方面为大家介绍久病患者如何补气血。

(一)药补

针对久病引起的气血不足,中医有许多经典名方。久病之人需正确辨识自己的体质,了解自己的身体是以何虚为主,再精准施药,缓补气血。

1.气虚者

久病之人常见气虚，平素体弱之人亦可见。气虚者多用四君子汤，方剂组成为人参或党参、白术、茯苓、甘草。

2.血虚者

长期贫血之人容易出现血虚。血虚者多用四物汤。该方剂由地黄、当归、白芍和川芎组成。气血双亏者可以使用以上两个方剂组合而成的八珍汤。严重气血不足者，还可以在八珍汤的基础上加入黄芪和肉桂，组成十全大补汤。

3.阴虚者

血虚之渐发为阴虚，慢病之糖尿病患者以阴虚为甚。肾阴虚者多服用六味地黄丸，该方剂由熟地黄、山茱萸、山药、泽泻、茯苓和牡丹皮组成。肺阴虚者常服用沙参麦冬汤，该方剂由沙参、麦冬、玉竹、甘草、生扁豆、冬桑叶、天花粉组成。

4.阳虚者

气虚之渐发为阳虚，慢病之肥胖、肿瘤患者以阳虚为主。阳虚者多用建中汤类加附子，如附子理中汤，方剂组成为附子、白术、干姜、人参、甘草。

（二）食补

1.气虚者

可以选择黄芪、白扁豆、大枣、山药、百合、莲子、薏苡仁等煮粥，即补粥；此外，还可以选择西洋参瘦肉汤、参芪乳鸽汤、人参炖鸡等补益药膳。

2.血虚者

饮食上可以适当多吃一些大枣、葡萄、黑芝麻、木耳、桂圆肉等食物；可以常食用当归生姜羊肉汤，具体做法是以羊肉一斤，当归和生姜各三两煮汤。桂圆大枣猪肝汤特别适合长期贫血、体弱乏力的人，此汤有补血健脾的功效，多服可改善面色苍白、头晕心悸、疲惫乏力之症。

3.阴虚者

平时应多吃鸡蛋、梨、桑椹、枸杞子、燕窝、银耳等食物。此外，补益药膳可以选择沙参玉竹猪胰汤、燕窝虫草雪耳汤、虫草百合鸭肉汤等。

4.阳虚者

日常饮食应以温性为主，如羊肉、桂圆、肉桂、大蒜等，忌食生冷、辛辣、不易消化的食物。进补时，宜多食富含铁的食物，如猪血、瘦肉、豆类、奶制品、绿叶蔬菜等，同时适当补充酸性食物有利于铁剂的吸收，可以选择胡萝卜荸荠焖羊肉、核桃花生糊、韭菜炒滑蛋等补益药膳。

(三)小妙招

1.阳光浴头

头为"诸阳之会"，久病之人可以多晒晒太阳，尤其是让阳光晒到头部的百会穴，能调畅气血，畅通百脉，提升脏腑活力。

2.暖水浴足

每天晚上 8 点到 9 点泡脚，通过补肾经气血来补充全身气血。此外，足浴时还可以根据个人体质加入中药药材，以加快血液循环和促进新陈代谢。

四、女性患者如何补气血

女性一生会经历月经、妊娠、分娩和产后四个特殊阶段，月经以血为基础，孕期以血养胎，分娩依赖气血化为产力，产后乳汁与血同源，均以血为用。可见女性在每一阶段都需要耗伤大量气血，这种特殊的生理结构使得女性更容易出现气血不足的情况。若是气血充盈，面色红润有光泽，看起来年轻漂亮；若是气血不足，往往皮肤暗黄、脸上斑斑点点，精神状态欠佳，看起来也更显老。如果不及时调理，五脏六腑就会受到伤害，出现各种问题，甚至会引发各种慢性疾病。因此，预防早衰及慢病离不开气血充盈，女性的养生也离不开对气血的调养。

(一)药补

1.气血不足者

四物汤是中医补血养血的经典药方，在临床应用已有千年历史，被誉为"妇科第一方"，由熟地黄、白芍、当归、川芎这四种中药材组成。此方具有补血而不滞血、行血而不破血、补中有散、散中有收的特点，可以作为日常养生保健之品。

2.气血不足伴随脾虚者

若见面色苍白或萎黄、食欲不振、少气懒言、脉细等症，此时可以选择四物汤合四君子汤以气血双补，方中有地黄、当归、白芍、川芎、人参、白术、茯苓、甘草。

3. 气血亏虚更甚者

表现为肌热面赤、烦渴欲饮、脉洪大而虚之症，此时可以选择当归补血汤，该方由黄芪、当归两味药组成，旨在扶阳存阴，达到阳生阴长、气旺血生的效果。

4. 心脾两伤者

有些女性患者平素因思虑过度，劳伤心脾，气血日渐消耗而出现失眠健忘、心悸怔忡、经期量多、淋漓不尽等症，此时可以选择心脾气血并补之归脾汤。该方由白术、茯苓、黄芪、龙眼肉、党参、木香、炙甘草、当归、远志、酸枣仁、大枣、生姜组成，睡前服用效果更佳。

(二) 食补

中医学认为，气血是由五谷演化而来的。通过食疗调养是补气血的最佳选择。女性补气血，更推荐食用甘性食物。

1. 大枣

大枣是女性补血、补气的最佳食材，无论是生吃还是熬汤、煮粥都是很好的选择。从月经来临之前的一个星期开始，每天吃几颗大枣或炖汤喝，能够有效帮助女性补血。

2. 燕窝

中医学认为，燕窝具有补肺养阴、补虚调中的功效。对于女性来说，常食燕窝不仅可以促进人的免疫功能，延缓人体衰老，还有利于改善潮热盗汗、气虚自汗、干呕反胃等不适症状。燕窝具有保健和医用的双重功效。

3. 当归

当归是一种非常有效的补血药材。女人气血不足，可以用当归、猪脚一起炖汤喝，也可以搭配一些其他的中草药，如黄芪、大枣等，不仅能够补血，还能够补充身体所需要的胶原蛋白，使肌肤更加饱满、有弹性。

4. 红豆

最常见的做法是煮红豆粥，其味道甘甜，符合女性的口味。平日可以将五红汤(红豆、花生、大枣、红糖、枸杞子)熬成粥当早餐吃。

5. 阿胶

阿胶是广受认可的补血食材之一，常见做法有阿胶炖乌鸡，喝汤吃肉，气血双补。也可以选择将阿胶与小米或大米一起煮粥食用。此外，对气血不足的女性，建议养成良好的生活习惯，早睡早起，多吃红色、黑色食物，并适量运动，以调和气血，保持身体健康。

(三) 小妙招

1. 戒掉冷饮

现代女性喜欢冷饮、衣着单薄等，易导致虚寒体质，体内有寒、凝滞气血的生成及运行。女性患者在生活中应少吃冷食、少喝凉饮，并注意保暖。

2. 经络疗法

经常做头部、面部、脚部保健，可以消散瘀血，并坚持艾灸关元、气海、足三里、三阴交等重要穴位，对女性补益气血及延缓衰老有积极作用。

3. 子时大睡,午时小憩

肝主藏血,在肝经当令之时(23点前)进入深度睡眠,有益于涵养女性全身气血。

五、肿瘤患者如何补气血

人的身体在气血亏虚的情况下,会受到外邪和毒邪的侵袭,出现脏腑功能失调、气血津液代谢障碍,从而产生痰、瘀、毒等病理产物,三者相互搏结,阻塞经络,壅塞脏腑,久而久之就会变成肿瘤。因此,长期气血亏虚的人容易患肿瘤,而且对于肿瘤患者来说,气血亏虚更容易导致肿瘤的复发、转移。肿瘤患者普遍表现出气血虚损之症,如晚期肿瘤患者身体消瘦,呈恶病质;再如,贫血是肿瘤常见的并发症,有50%以上的肿瘤患者存在贫血情况,以面色淡白无华、头晕目眩、心悸怔忡、气短懒言及纳差为主要表现。因此,肿瘤患者最重要的是补益气血,恢复正气,提高机体的抗病能力和修复能力。

(一)药补

1. 肿瘤之本证

肿瘤病机复杂,故在补气血之时不能单纯地补其虚,也不能单纯地祛邪,而应邪正兼顾而侧重于扶正,此时可以选择薯蓣丸。薯蓣丸是补药之王,能够显著增强患者的体质,被广泛应用于临床慢性虚损性疾病,特别适用于中晚期肿瘤患者术后、放化疗调理及贫血患者。该方由山药、人参、甘草、茯苓、白术、当归、地黄、白芍、川芎、阿胶、大枣、桂枝、柴胡、防风、白蔹、桔梗、麦冬、苦杏仁、干姜、大豆黄卷、六神曲组成。对于早期肿瘤患者来说，正气较多者亦可以选择化瘀抗癌之力较强的大黄䗪虫丸，再辅以建中汤类、肾气丸等补气养血。

2.肿瘤之兼证

肿瘤患者在经过多种西医治疗后，常会出现不同的兼证。睡眠较差者，合用百合地黄汤、酸枣仁汤以养心补肝、镇静安神；食欲不振或消化不良者，合用香砂六君子汤、七味白术散以益气健脾、消食和胃；胸闷、胸痹属心阳亏虚者，合用桂枝甘草龙骨牡蛎汤、当归四逆汤以温通心阳、通痹止痛；胸背痛剧烈伴明显血瘀征象者，合用丹参饮、延胡索散以活血化瘀，通络止痛；汗出明显者，合以牡蛎散、桂枝汤以调和营卫、固摄敛汗；大便干结者，合用养荣承气汤、黄龙汤以通腑泄浊、导邪外出；大便不成形者，合以四神丸、参苓白术散等方剂以温脾暖肾、渗湿止泻。

(二) 食补

1. 术后恢复期

选择具有补益效果和抗癌属性的食物尤为重要，补益药膳推荐黄芪参鸡汤、清蒸灵芝鹌鹑等，现代营养学提倡肿瘤患者术后多食蛋白质、维生素C、锌等有助于伤口恢复，如鸡蛋、瘦肉、牛奶、新鲜蔬菜、水果、动物内脏、木耳、海带等。切忌术后大补，盲目进食大量灵芝、燕窝、虫草等补品及大鱼大肉等膏粱厚味。

2. 化疗后不良反应

肿瘤患者化疗后通常会表现出疲劳、恶心、食欲下降等不良反应。此时患者的食补重点应该放在开胃和提高食欲上，适当的补益药膳可以帮助恢复体力,如鲫鱼冬瓜汤、何首乌芡实鳗鱼汤等;五红汤是我们常用的食疗方,将大枣、枸杞子、红豆、红皮花生、红糖五者合一,为肿瘤患者益气健脾,养血补血,常用于化疗后骨髓抑制和贫血的预防。

3.放疗后不良反应

放疗后常出现津液亏耗现象,故饮食中应增加滋阴生津类的补益药膳,以补充身体所需,如沙参麦冬粥、薏苡仁银耳粥等。此外,也可以选用甘凉水果榨汁饮用,如甘蔗汁、梨汁、黄瓜汁等。

4.免疫治疗期间

补益药膳推荐灵芝炖鸡。现代营养学建议增加蛋白质的摄入以维持免疫系统的健康,可以选择鱼肉、鸡肉、豆类等富含蛋白质的食物。此外,选择深色的蔬菜和水果有利于增强免疫系统的功能,抵抗病变细胞的侵袭,如菠菜、胡萝卜、西蓝花、蓝莓等。

(三)小妙招

1.穴位保健

肿瘤患者常按膻中、中脘、气海、足三里、膈俞、脾俞等穴位,可以补气养血,扶正祛邪。

2.适当运动

运动不仅能增强体魄,提高免疫力,还能提高食欲,并在一定程度上改善贫血。如果身体允许,肿瘤患者可以适当进行一些有氧运动,如步行、慢跑、太极拳等。

3.情绪调控

冥想和放松训练有利于肿瘤患者减轻焦虑、压力和身心健康;绘画、音乐、舞蹈等艺术治疗方式可以帮助患者找到内心的宣泄和安慰，培养积极的情绪。

六、术后的营养恢复

人在手术后最容易出现气血不足的情况。人一身的气血，就如同蓄水池里的水。水量的多少不仅取决于池子里原来有多少水（先天之气血），还取决于我们抽取了多少水（气血消耗），又补充了多少水（气血生成）。在手术去除原发病灶的同时，也会损伤人体的气血，因为手术消耗气血的速度远大于气血生成的速度，因而造成术后患者自觉精神状态差、体力欠佳、疲惫不适、自汗、盗汗、易感冒生病等虚弱之症，如果未能及时进行合理的营养恢复，过多耗气伤血进而会发展为各种慢性疾病，适当的药补和食补能够补充人体气血、阴阳和津液的不足，调整阴阳失衡、扶正祛邪，是术后患者气血不足的最佳养生调理选择。

（一）药补

1. 一般手术术后

术后出现面唇苍白、倦怠乏力、头晕、少气懒言者，可以使用当归补血汤、四物汤、黄芪四物汤加减，适用于术后气血虚弱型患者。术后出现面色萎黄、食欲低下、乏力者，可以选择四君子汤，适用于术后脾气虚型患者。术后出现低热、狂躁、胡言乱语者，可以选择大补阴丸，适用于术后阴虚内热型患者。术后出现术区瘀暗肿胀、乏力者，可以选择补阳还五汤，适用于术后气虚血瘀型患者。术后出现腰膝酸软、腰痛、步履艰难的患者，可以使用独活寄生汤，适用于术后肝肾不足型患者。

2. 肿瘤患者术后

气血亏虚较重者，可以以薯蓣丸为主。若术后出现多汗、怕冷、尿频等，可饮用黄芪白术饮以益气固表。若术后出现口干、烦躁、大便不通等，可饮用西洋参陈皮饮，以健脾补气生津。

3. 骨科患者术后

可以选择参芪和血汤，该方谨遵"以血为本，以气为动"的学术思想，由黄芪、人参、当归、白术、茯苓、白芍、生地黄、川芎、桃仁、续断、枳壳、桔梗、砂仁、炙甘草组成，全方有益气活血、补血止血、生肌止痛、续骨强筋之效，能促进伤口愈合，减少术后并发症的发生。

4. 妇科手术后

可以选择桃红四物汤、圣愈汤类，此类方具有益气养血、理血归经的功效，适用于产后调理以及人流或药流后的调理。

(二)食补

1. 燕窝

燕窝含有多种营养物质，包括维生素 A 和微量元素铁、锌、铜等，不仅鲜嫩可口，而且具有营养保健功能，是理想的滋阴补血佳品之一。

2. 鸽子肉

鸽子肉是营养价值非常高的滋补食物，很多产妇、术后病人喜欢喝鸽子汤来调养身体，从而大幅地缩短恢复周期。术后喝鸽子汤不仅能够加快伤口愈合，拆线时少留瘢痕，而且康复后遇阴天、下雨天伤口不会发痒，还能起到非常好的补血、活血、凝血效果。

3.黑豆

黑豆又称乌豆，可以生血、乌发。流产后也可用黑豆煮汤喝。黑豆中微量元素如锌、铜、镁、钼、硒、氟等的含量都很高，这些微量元素对延缓人体衰老、降低血液黏稠度等非常重要。

4.大枣

大枣味甘性温，归脾胃经，有补中益气、养血安神、缓和药性的功能，是脾胃虚弱、气血不足、倦怠无力、失眠等患者的良好药膳。

5.药膳

血粥：用猪血、菠菜、粳米烹饪而成。当归羊肉汤：以当归、生姜、羊肉烹饪而成。菠菜鸡蛋汤：用菠菜、鸡蛋、姜丝烹饪而成。首乌鸭血：将鸭肉与首乌酒蒸熟后服用。熟三七炖鸡汤：以熟三七、党参、枸杞子、大枣、生姜、鸡肉烹饪而成。

(三) 小妙招

1.术后卧床护理

术后行动不便者，需要多翻身和适当按摩，以促进全身气血流通。

2.术后生活注意

术后患者多呼吸新鲜空气，使自然界之清气通过五脏六腑转化为一身之正气，与邪气抗争。

3.术后适当运动

术后长时间不活动者肌肉会萎缩，应进行适当的运动和锻炼，促进身体康复。肢体的肌肉力量尚未恢复者，建议在他人陪同下开展互动或者使用辅助器具。

第五节　养脾胃：调理消化系统

随着现代生活节奏的加快和饮食结构的变化，消化系统的健康逐渐成为人们关注的焦点之一。养脾胃，是中医养生的重要理念之一，强调通过调理饮食、生活习惯等方式来维护和促进消化系统的正常功能。脾胃在中医学中被视为消化系统的核心，其健康状况直接关系到人体的营养吸收和能量供给。通过合理的方式养护脾胃，可以改善食欲、增强体力，并提高免疫系统的功能，从而更好地抵抗疾病。

在实际调理过程中，调整饮食习惯是关键的一环。根据季节、年龄、慢性疾病等的不同采用有节制的饮食，注重饮食的多样性，以确保获得足够的营养。适当控制油脂和糖分的摄入，避免暴饮暴食，对于维护脾胃的健康有着积极的作用。中医强调"五谷为养，五果为助"，因此在饮食中加入谷物和各类水果，有助于平衡脾胃功能。

除了饮食上的调理，生活习惯的调整也是不可忽视的一部分。合理的作息时间和充足的睡眠对于维护脾胃功能至关重要。适度的运动是保持脾胃健康的重要手段，可以促进血液循环，加强身体代谢。

总的来说，养脾胃是一个涉及饮食、生活习惯等多个方面的系统工程。理解其重要性，并采用科学合理的方法进行调理，可以更好地维护和促进消化系统的健康。

一、不同季节养脾胃

春季脾胃功能相对较弱，可以食用清淡、容易消化的食物，增加蔬菜水果的摄入。春季气候宜人，适当的户外活动可以促进身体的阳气运行，如散步、八段锦等，有助于活络血脉、增强脾胃功能。然而，需要避免过度疲劳和剧烈运动，以保护脾胃的阳气不受耗散。春季万物生长，是保养人体阳气的好季节。此时应该保持心情舒畅，保持积极乐观的心态，避免情绪波动过大，防止出现过度思虑等对脾胃不利的情绪。保持规律的作息时间，尽量在晚上 10 点前入睡，有助于调节脾胃的阴阳平衡。熬夜容易损伤脾胃，导致消化功能减弱。过度节食减肥会导致脾胃功能减弱，影响正常的消化吸收。

夏季气温较高，应多食用清凉解暑的食物，这有助于清热降火、舒适脾胃。但是要注意不能过食生冷。夏季气温较高，胃火旺盛，容易引起口渴和食欲不振，因此要保持适度的饮食，避免过饱或过饥，应少食多餐，避免一次性摄入过多食物，这样有助于减轻脾胃的负担。夏季适合在清晨和傍晚时段进行适度的运动，这有助于舒展筋骨，促进脾胃功能的恢复。

秋季气候逐渐干燥，宜多食用一些养生食材，有助于滋补脾胃；合理摄入富含蛋白质和维生素的食物，可以增强机体的抵抗力。秋季气温逐渐降低，需要适度增添衣物，特别是注意腹部保暖，避免寒邪侵袭脾胃。

冬季要特别注意保暖，尤其是保护腹部、背部和四肢。寒冷天气会导致脾胃阳气受损，影响正常的消化吸收功能。外出时，应该穿着合适的衣物，并且避免在寒冷的环境中停留过久。冬季气候寒冷干燥，适量食用一些温热润燥的食物，有助于温养脾胃，促进消化。避免过食油腻和高热量食物，以免增加脾胃负担。冬季适合进行适度的室内运动，如瑜伽、太极等，有助于促进血液循环，提高脾胃功能。避免在寒冷的户外进行剧烈运动，因为这可能会损伤脾胃的阳气。

二、不同年龄段养脾胃

(一)婴儿(0~2岁)

婴儿的消化系统尚未完全发育成熟，因此需特别小心对待。母乳喂养是最佳选择，因为它有助于婴儿建立良好的消化系统。如果需要使用配方奶，请选择适合年龄的产品，并按照说明进行稀释和喂养。避免过早地摄入固体食物，等到宝宝的消化系统更成熟时再逐步添加。

(二)幼儿(3~12岁)

这个阶段是养成健康饮食习惯的关键时期。多食用新鲜水果、蔬菜和全谷物，同时避免高糖和高脂肪的食物。饮食应有规律，避免暴饮暴食。饭后适度的活动有助于促进消化。

(三)青少年(13~18岁)

青少年时期可能面临饮食习惯改变和生活方式转变的情况。注意保持规律的饮食，避免快餐和过多的垃圾食品。饮食中应包含足够的蛋白质、蔬菜和水果，因为它们有助于促进身体的生长发育。

(四)成年人(19~65 岁)

在这个阶段,保持均衡饮食和适量运动至关重要。减少饮食中的加工食品和高糖分食物。规律进食和适量的运动不仅对脾胃健康有益,还有助于整体健康。

(五)老年人(65 岁以上)

随着年龄的增长,消化系统功能可能会下降。老年人应该注重选择轻食和易消化的食物,避免辛辣和油腻食物,以及大量的咖啡因和乙醇。增加膳食纤维的摄入有助于预防便秘和其他消化问题。

三、不同疾病养脾胃

(一)糖尿病

糖尿病患者需要特别注意饮食,以确保血糖水平的稳定。建议控制碳水化合物的摄入,并选择低血糖指数的食物,如全谷物、蔬菜和瘦肉等。规律进食有助于避免血糖波动,同时也可以避免暴饮暴食。脾胃健康与糖尿病管理密切相关,因此建议在医生的指导下进行饮食调整。

(二)高血压

高血压患者需要限制高钠食物的摄入,因为摄入过多的钠可能会导致水液潴留和心脏负担加重。建议增加膳食中的钾,如香蕉、马铃薯和菠菜,以帮助维持电解质平衡。避免过量饮酒和咖啡因,因为这可能会对消化系统产生负面影响。此外，保持适度的运动也有助于促进脾胃健康。

(三)肠道疾病

肠道疾病(如炎症性肠病)会影响脾胃的正常功能，因此患者需要注意饮食的选择。低纤维、低脂肪和易消化的食物可能有助于减轻症状。增加益生菌和益生元的摄入，如酸奶、发酵食品和高纤维水果，有助于维护肠道微生物平衡。

(四)胃溃疡

胃溃疡患者应该避免食用过于辛辣、刺激性的食物，以及咖啡因和乙醇。小而频繁的餐食有助于减轻对胃的负担。选择温和的烹饪方法，如蒸、煮或炖，避免油炸食品。保持充足的水分摄入有助于维持黏膜层的湿润，减轻溃疡症状。

(五)肝病

肝病患者需要特别关注脾胃健康，因为肝脏与消化系统密切相关。低脂、低盐、低糖的饮食对于保持肝脏健康至关重要。合理分配蛋白质摄入，选择易消化的蛋白质，如鱼肉、鸡肉和豆类。避免过量摄入维生素A，因为其在肝脏中积累可能使患者出现新的健康问题。

四、肠道菌群与肠道健康

肠道菌群是指在人体肠道内寄居的微生物群落，主要包括细菌、真菌、病毒等微生物。这个微生物群落在人体的肠道中形成了一个复杂而庞大的生态系统，对人体的健康和生理功能有着重要的影响。

肠道菌群的主要成分是肠道细菌，它们可以分为有益菌、中性菌和有害菌。有益菌主要包括乳酸菌、双歧杆菌等，它们在促进食物消化、营养吸收、维持肠道黏膜屏障等方面发挥着积极的作用。中性菌是存在于肠道中的一些常规细菌，通常不具有特定的有益或有害功能。有害菌主要包括一些致病菌，虽然它们在正常情况下数量较少，但在某些情况下可能引发肠道感染。肠道菌群在人体健康中发挥着多种功能。有益菌可以帮助食物消化，参与食物的分解和吸收，促进养分的利用。肠道菌群在免疫系统的发育和调节中发挥着重要作用，有助于维持免疫系统的平衡，防止过度免疫反应或自身免疫性疾病的发生。有益菌通过竞争营养资源和产生抗微生物物质，可以抑制有害菌的生长，维持肠道的微生态平衡。肠道菌群可以合成一些对人体有益的维生素、氨基酸和其他生物活性物质，从而为人体提供额外的营养。有益菌可以促进肠道黏膜细胞的生长和修复，维持肠道黏膜的完整性，防止有害物质的渗透。

肠道菌群失衡往往导致多种疾病的发生。首先，免疫系统的异常反应与肠道菌群的紊乱密切相关，这可能导致免疫系统对自身组织的攻击，从而引发自身免疫性疾病。其次，肠道菌群的不平衡也与消化系统疾病息息相关，如炎症性肠病等。此外，肠道菌群的紊乱还可能与代谢性疾病，如肥胖和糖尿病有关。

肠道菌群易失衡的人群往往表现为肠道菌群的稳定性较差，抵抗外界不良因素的能力相对较弱。长期应用抗生素、饮食结构不合理、压力过大等因素都可能对肠道菌群产生负面影响，导致其失衡，从而增加患病的风险。女性、老年人和免疫系统较弱的个体，肠道菌群也容易失衡，进而导致疾病的发生。

调节肠道菌群的方法多种多样。合理的饮食是维持肠道菌群平衡的基础。摄入富含益生菌和益生元的食物，如酸奶、发酵食品、蔬菜水果等，可以促进有益菌的生长。此外，应该避免不必要的抗生素使用，以减少其对肠道菌群的影响。此外，保持正常的作息和合理的心理状态对于维持肠道菌群的平衡至关重要。定期进行益生菌的补充有助于改善肠道菌群的结构。

五、肠道菌群与慢病

(一)肠道菌群的重要功能

1.调节免疫

在婴儿期，肠道菌群的形成对免疫系统的发育至关重要。肠道微生物能够刺激免疫系统的正常发展，帮助形成免疫系统的平衡，提高对抗感染的能力。肠道菌群能够调节宿主免疫系统中的各种免疫细胞，有助于维持免疫系统的平衡，防止过度的免疫反应。此外，肠道微生物有助于维持免疫系统对正常组织和微生物的耐受性，防止自身免疫性疾病的发生。肠道微生物通过竞争营养资源、产生抗菌物质等方式，对抗潜在的病原体，维护肠道内微生态的稳定。

2.调节代谢

肠道菌群参与食物的降解和发酵，产生短链脂肪酸(SCFAs)等代谢产物，这些SCFAs不仅可以供宿主细胞使用，还能促进葡萄糖和脂肪的吸收，影响能量的提取和储存。此外，肠道微生物会影响宿主体内的血糖水平，通过调节葡萄糖代谢和胰岛素敏感性来维持血糖水平的稳定。此外，肠道微生物参与宿主脂质代谢的调节，包括脂肪酸的合成、脂解和转运，有助于维持血脂水平并预防脂质代谢紊乱。肠道微生物还能够影响宿主体内的激素水平，从而调节胰岛素等激素的合成和分泌。

3.维持黏膜屏障

黏膜屏障是肠道内部的一道保护屏障，能够阻止有害物质和微生物穿过肠道壁，进入血液循环，从而防止感染和炎症的发生。首先，肠道菌群通过占据黏膜表面的空间，形成一层生物膜，阻挡了病原微生物的黏附和入侵。这种竞争性占据阻止了有害微生物在肠黏膜上的生长，维持了正常的微生物群落。其次，肠道菌群会产生一些有益的代谢产物，这些代谢产物有助于调节肠道上皮细胞的生理功能，增强它们的结合力和紧密连接，从而增强了黏膜屏障的完整性。此外，肠道菌群还参与调节免疫系统的反应。它们可以促使免疫系统产生适度的炎症反应，有助于清除潜在的病原微生物，同时避免过度炎症反应引起组织损伤。

(二)肠道菌群与慢性疾病的关系

1.炎症性肠病(inflammatory bowel disease，IBD)

炎症性肠病是一组慢性肠道疾病，主要包括克罗恩病和溃疡性结肠炎。其发病机制涉及遗传、免疫系统异常和环境因素。患有炎症性肠病的人其肠道菌群组成与健康人不同，存在一些菌种增多或减少的现象。这种菌群的改变可能会导致肠道免疫系统的异常反应，从而引发炎症。肠道菌群与免疫系统的交互作用在炎症性肠病中起着关键作用。失调的肠道菌群可能导致免疫系统过度激活，产生过多的炎症介质。这些炎症介质会攻击肠道组织，引起组织损伤和炎症反应，从而加剧疾病的严重程度。因此，调整肠道菌群可能成为炎症性肠病治疗和管理的一种策略，例如通过益生菌或其他调节菌群平衡的方法来改善疾病症状。

2.肥胖

肠道菌群参与调节能量的提取和代谢。某些菌种可能会影响食物的消化和吸收，从而影响体内能量的利用。肥胖者的肠道菌群与瘦型个体存在差异，包括某些能够更有效地提取能量的菌种的增加。这导致肥胖者在相同的食物摄入量下，吸收更多的能量。其次，肠道菌群的失衡可能会影响体内的激素水平和代谢调节。例如，肠道菌群可以影响胰岛素敏感性，这与糖代谢和胰岛素抵抗有关，与肥胖的发生和发展密切相关。改变肠道菌群的组成可以影响血糖水平和胰岛素敏感性，从而调节体重。

3.糖尿病

肠道菌群的结构和功能与糖代谢、胰岛素敏感性等因素密切相关，从而影响糖尿病的发生和发展。首先，肠道菌群在食物消化和吸收中发挥重要作用。某些菌种可以影响食物中营养物质的代谢，尤其是碳水化合物的消化。失调的肠道菌群可能导致食物中糖类的处理不同，进而影响血糖水平的调节。其次，肠道菌群的改变可能引起慢性低级别的炎症，慢性炎症状态会干扰胰岛素的正常功能，导致胰岛素抵抗。肥胖与糖尿病之间存在密切的关系，而肠道菌群的调节可能影响体重的控制和脂质代谢，从而增加糖尿病的发生风险。因此，调整肠道菌群的平衡可能是预防和治疗糖尿病的一种潜在策略。

(三) 肠道菌群的调整方法

1. 调整膳食

通过膳食调整可以影响肠道菌群的组成和功能，从而促进肠道健康。高纤维饮食是其中的关键组成部分，因为纤维是肠道菌群的主要营养来源之一。摄入足够的膳食纤维有助于维持肠道菌群的多样性。新鲜水果、蔬菜、全谷物和豆类都是良好的纤维来源。多样化膳食也是重要的原则，吃各种各样的食物可以引入不同类型的营养物质，支持多样性的肠道菌群。此外，限制添加糖和高脂食物也是有益的，因为高糖和高脂饮食可能会对肠道菌群产生负面影响。

2. 补充益生菌

不同种类的益生菌对肠道有不同的影响，因此选择适合个体需求的益生菌是关键。常见的益生菌包括乳酸菌(如嗜酸乳杆菌)、酵母菌(如酵母菌营养剂)、双歧杆菌等。在选择益生菌补充剂时，最好咨询专业医生。补充益生菌需要持续进行，而不是偶尔一次。定期定时定量补充可以帮助建立并维持有益菌的数量，有助于对抗有害菌的增长。补充益生菌最好与健康的饮食结合起来。高纤维、发酵食物等都可以为益生菌提供良好的生长环境。对于个体来说，益生菌的效果可能因人而异。在补充一段时间后，应该注意观察是否有肠道健康改善的迹象，如减轻胃肠不适、改善消化等。

3. 谨慎使用抗生素

抗生素是一类用于治疗细菌感染的药物，可以杀死或抑制细菌的生长。然而，抗生素并不仅仅会对致病菌产生影响，它们还可能同时破坏肠道内的益生菌，导致菌群失衡。频繁或长期使用抗生素可能导致肠道微生物的多样性减少。失去多样性的菌群与一些健康问题相关。使用抗生素时，最好在医学专业人员的监督下进行，并且按照医生的建议和处方用药。医生可以帮助评估是否有必要使用抗生素，以及如何使抗生素对肠道菌群的负面影响最小化。

六、肠道菌群与抗衰

(一) 免疫调节

肠道菌群对免疫系统的调节至关重要。一个健康的肠道微生物群能够帮助维持免疫系统的平衡，防止过度激活导致炎症反应。随着年龄的增长，免疫系统会逐渐衰退，而良好的肠道菌群结构有助于减缓这一过程。补充益生菌和益生元可以增强肠道黏膜屏障的完整性，提高免疫系统的抵抗力，从而抗衰老。

(二) 代谢调节

肠道微生物参与食物的消化吸收和代谢过程，对整体代谢的调控起着关键作用。一些研究发现，肠道菌群的不平衡可能与代谢性疾病和肥胖等问题有关。通过促进健康的肠道微生物组，可以有助于维持体内脂质代谢、能量平衡等，从而对抗衰老产生积极影响。

(三) 炎症抑制

慢性炎症是一个与衰老过程密切相关的因素。肠道菌群的不平衡可能导致肠道黏膜屏障的破坏，使得有害物质通过肠壁进入血液，从而引发慢性低级别的炎症反应。这种炎症状态与许多慢性疾病和衰老加速有关。通过调整肠道菌群，可以减轻慢性炎症，延缓衰老过程。

（四）膳食营养的影响

肠道微生物的种类和数量受饮食结构的影响。高纤维、低糖、低脂肪的饮食有助于维持健康的肠道菌群。膳食中富含的益生元和益生菌，如酸奶、发酵食品等，也是维护肠道微生物平衡的重要元素。因此，调整膳食结构，提供充足的营养物质，有助于保持良好的肠道菌群，从而对抗衰老起到积极作用。

（五）肠-脑轴的影响

肠-脑轴是指肠道与大脑之间的相互作用，而肠道微生物则与这一轴的调节密切相关。肠道微生物可以通过神经途径和免疫途径向大脑传递信号，影响情绪、认知功能等。维持肠道菌群的平衡有助于促进心理健康，减轻压力和焦虑，从而有助于延缓衰老过程。

（六）抗氧化作用

一些肠道微生物具有抗氧化活性，能够帮助清除体内的自由基，减缓氧化应激过程。氧化应激是导致细胞老化和组织损伤的一个主要因素。维护良好的肠道菌群，可以增强抗氧化防御系统，有助于保持细胞的健康和延缓衰老。

第三章

康慢病，立五轮，
平阴阳，汇一方

在中医养生理论中，"五轮一方"是一种全新的慢病康养模式，"立五轮，汇一方"强调通过"五轮"（通经络、排毒素、调体质、补营养、养脾胃）的综合运用形成系统的调理方案，即"汇一方"，最终实现阴阳的平衡、体质的平衡，恢复身体机能的整体协调。"五轮一方"源自《黄帝内经》、中医基础理论，在继承阴阳五行、藏象气血等中医理论的同时，与现代营养学、运动康复学等康养理念结合，形成了一套独具特色的慢病康养体系。

一、"五轮一方"概述

"五轮一方"是一种平衡阴阳、调和体质的中医康养新模式。

疾病的出现尤其是慢病的发生发展不仅仅是局部的问题，而是整个系统失衡、阴阳失衡的表现，单一的或者局限的康复体系难以满足慢病的养生康复需求，而"五轮一方"中"立五轮"的深层含义则意味着要建立一个全面的康复体系，涉及康复的五个方面，这五个方面相互关联、共同作用，形成了一个有序的养生康复调理网络。在"立五轮"的过程中，通经络可以增强身体的气血流通，为排毒素奠定基础；排毒素清除体内积累的毒素，为调节体质创造良好的内环境；调体质针对个体差异调整治疗，为补营养提供个性化的方向；补营养增强身体的基本能量，达到养脾胃的效果；养脾胃可以保证身体能够有效吸收和利用营养，从而支持其他四轮的实施；同时，体质偏实的患者以通、排为主，以补、养为辅，体质偏虚的患者则以补、养为主，以通、排为辅，五轮互相配合，以达到"调"的最终目的。这五个方面互相促进，"汇一方"而共同构成了一个有机整体，形成了一套行之有效且系统全面的康养方案，将"五轮"通、排、调、补、养的效果汇聚起来，实现身体整体的和谐与健康。同时，"五轮一方"不仅关注身体健康，还关注心理和精神层面的健康，在"通、排、调、补、养"的过程中，还会考虑到情绪、心理状态的调整。因此，"五轮一方"在慢病康复中不仅在缓解症状方面有重要作用，更能促进生理、心理各方面状态的全面提升。另外，"五轮一方"不仅是一种调理方法，也是一种预防策略，通过持续的综合调理，可以增强人体的自愈能力，提高对疾病的抵抗力，从而在治疗的同时实现对未来健康的保护。

二、前景

"五轮一方"在慢病康复领域的应用前景广阔。

1. 作为一种慢病康复的新模式、新理念推广

"五轮一方"康养模式在继承传统中医养生理论的基础上，融入现代医学和康养理念，是中医文化传承与创新的典范，有助于推广中医文化及其在现代社会的应用。

2. 整合现代医学

未来，"五轮一方"有望与现代医学更深入地结合，形成一个跨学科的康养模式。比如，将现代医学的诊断技术与中医的养生方法进一步结合，为慢病患者提供更全面、更精确的康养方案。这种结合不仅能增强慢病康复效果，还能为医学界提供新的研究视角和治疗方法。

3. 有利于个体化医疗

个体化医疗能够大幅提升治疗的有效性和患者的满意度，特别是在慢病管理中极为关键。"五轮一方"强调个体化治疗，形成"一人一方"的"五轮"康养方案，未来，该方案可能通过更精细的体质分类和个人健康数据分析，为每位患者制订更为精确的康复计划。

4. 助力预防医学的发展

在预防慢病方面，"五轮一方"也将发挥重要作用。普及这一理念，可以更好地教育公众如何通过日常生活中的调理和预防措施来减少慢病的发生。这不仅有助于减轻公共卫生系统的负担，还能显著提高人们的生活质量。

5.全方位健康管理

未来，"五轮一方"理念可能被更多地应用于全方位的健康管理，包括身体、心理和社会健康。心理和社会健康在慢病的形成和发展中扮演着重要角色，而"五轮一方"这种全面的健康观念则有助于提升人们对健康的整体认识，促进更加和谐的社会发展。

6.科学研究与验证

"五轮一方"在未来可能会受到更多的科学研究和临床试验的关注，以验证其效果和机制。科学验证是提高该理念在医学界和公众中认可度的关键，有助于该理论在全球范围内的推广和应用。

7.国际化的文化交流

作为一种独特的东方康养理念，"五轮一方"有潜力在全球范围内被更广泛地接受和应用。这不仅能促进中医文化的国际化，还能为全球慢病的管理和治疗提供新的思路和方法。

三、意义

对读者来说，"五轮一方"具有非常实际和直接的意义。

1.促进身体健康

就像保养一辆车需要照顾到每一个部分一样，我们的身体也需要得到全方位的关照。运用"五轮一方"进行养生保健，我们可以从多个角度保持和提升身体健康水平。这就像是给身体做一次全面的体检和保养，帮助我们更好地预防疾病，或者在生病后更快恢复。

2.提升生活质量

当身体各个部分都运作良好时，我们自然会感觉更加舒适和精力充沛。"五轮一方"康养模式不仅关注身体上的疾病，还包括对情绪和精神状态的调节。这意味着不仅身体会感觉更好，心情也会变好，精神状态也会得到改善，从而提升整体生活质量。

3. 个性化的健康管理

每个人的身体状况都是独一无二的，因此"五轮一方"提倡根据每个人的具体情况来调整治疗方法和生活习惯。这种个性化的方法能够更好地满足每个人的实际需求，形成"一人一方"，从而达到更好的养生保健效果。

4. 预防慢病

在现代社会，慢病成为一个普遍问题。"五轮一方"全面调理身体，有助于降低慢病的风险。对于希望远离高血压、糖尿病等常见慢性疾病的人来说，这是一种非常有效的方法。

5. 长期的健康维护

"五轮一方"并不是一次性的治疗，而是一种长期的、持续的生活方式和健康观念。通过坚持这种方式，我们可以长期保持健康，从而减少疾病的困扰。

总的来说，"五轮一方"对普通人来说是一种全面、实用且长远的健康管理方法。它不仅仅是一种养生手段，更是一种促进健康、提高生活质量的生活方式。通过实施"五轮一方"，每个人都可以在日常生活中获得更好的身体状况和更高的生活满意度。

四、注意事项

对读者来说，运用"五轮一方"这一中医养生理念时需要注意以下问题。

1.考虑个人体质和状况

就像每个人的口味不同，适合的养生方法也不同。在运用"五轮一方"时，需要根据自己的身体状况、体质和生活习惯进行调整。在开始之前，最好进行一些基本的体质分析或咨询专业人士，以确保选择最适合自己的方法。

2.注意平衡和适度

就像吃饭不能过饱，运动也不能过量一样，养生也需要适度和平衡。无论是饮食、运动还是使用某些中药，都不应过量，适度是关键。

3.长期坚持

养生就像种植花草一样，需要长期的照料和耐心，养生不是一蹴而就的，效果也不是立竿见影的，需要长期坚持和耐心。

4.加强生活方式的整体调整，养成良好的生活习惯

健康的生活不仅仅是吃对食物，还包括良好的生活习惯，如充足的睡眠、适量的运动和良好的情绪管理，在实施"五轮一方"时，要注意整体的生活方式调整，而不只是局限于某一个方面。

5.切忌盲目跟风

现在流行的很多养生方法可能不适合每个人，因此不要盲目跟风，特别是在使用某些中药或健康产品时要谨慎，最好咨询专业医生。

6.合理结合现代医学

中医养生和现代医学各有所长，合理结合可以取得更好的健康效果。在遇到健康问题时，应合理利用现代医学的诊断和治疗方法，同

时与中医养生理念相结合。

7. 持续学习和调整

健康知识是不断更新的，适合自己的养生方法也可能随着时间和身体状况的变化而变化。我们应定期了解新的健康信息，并根据自己的健康状况和生活环境变化适时调整养生方法。

在本书中，我们深入探讨了"五轮一方"这一创新的中医康养模式。通过传统中医理论与现代医学知识相互结合，我们揭示了如何通过通经络、排毒素、调体质、补营养、养脾胃这五个方面综合调理，实现身心的和谐与健康。这不仅是一种治疗方法，更是一种生活哲学，旨在引导我们在快节奏的现代生活中找回自然与身体的平衡。我们希望读者能够从中获得启发，将"五轮一方"的智慧融入日常生活，享受更加健康、和谐的生活方式。